Pathologie et Diagnostic Ayurvédiques

EIVS GmbH

Compilé par Vaidya Ātreya Smith
Couverture : www.theresabarzyk.com
Photographie de l'auteur : Girijā

Sūtra saṃskṛt de la couverture :
« *Vata, Pitta et Kapha sont la cause de toutes les pathologies du corps, alors que Rajas et Tamas sont responsables des pathologies du mental* »
Caraka Samhitā, Sūtrasthāna, 1.57

Vaidya Ātreya Smith, B.Sc., MA(ayu)
www.atreya.com
www.eivs.org

Publié par :

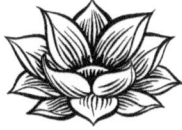

Éditions Turiya
EIVS GmbH
Dietikon, Suisse

ISBN : 978-2-918508-03-8

Livres de Vaidya Atreya Smith

Prana the Secret of Yogic Healing, Samuel Weiser, 1996
Practical Ayurveda, Samuel Weiser, 1998
Ayurvedic Healing for Women, Samuel Weiser, 1999
Secrets of Ayurvedic Massage, Lotus Press, 2000
Perfect Balance, Avery Publishing, 2001
Ayurvedic Nutrition Course Textbook, Editions Turiya, 2001
Pañcakarma - Shodhana Chikitsā Textbook, Editions Turiya, 2003
Dravyaguna for Westerners, Editions Turiya, 2009
Ayurvedic Nutrition, CreateSpace, 2010
The Psychology of Transformation in Yoga, CreateSpace, 2013
Ayurvedic Medicine for Westerners, Vol. 1; 2013
Ayurvedic Medicine for Westerners, Vol. 2; 2014
Ayurvedic Medicine for Westerners, Vol. 3; 2015
Ayurvedic Medicine for Westerners, Vol. 4; 2013
Ayurvedic Medicine for Westerners, Vol. 5; 2016
Ayur-Vidya Therapeutic Guide, CreateSpace, 2017

Livres traduits en français

Psychologie de la Transformation en Yoga, Editions Turiya, 2002
Pañcakarma - Shodhana Chikitsā, Editions Turiya, 2003
Traité de Diététique Ayurvédique, Editions Turiya, 2004
L'Ayurvéda pour les Femmes, Editions Turiya, 2007
Ayurvéda et Nutrition, Editions Turiya, 2011
Dravyaguna pour les Occidentaux, Editions Turiya, 2013
Anatomie et Physiologie Ayurvédiques, Editions Turiya, 2014
Pathologie et Diagnostic Āyurvédiques, Editions Turiya, 2014
Approche Thérapeutique de l'Āyurvéda, Editions Turiya, 2015
Traité de Diététique Āyurvédique, Editions Turiya, 2004 et 2016
Astrologie Védique : Vedāṅga Jyotiṣa, vol. 1, Editions Turiya, 2018
Application des traitements āyurvédiques, Editions Turiya, 2020

Avertissement

L'objectif de ce livre n'est pas de traiter, de diagnostiquer ni de prescrire. Les informations contenues ne doivent en aucun cas remplacer l'avis d'un médecin. Ce matériel éducatif est destiné à permettre à chacun d'entretenir sa propre santé selon la médecine traditionnelle de l'Inde. L'auteur et l'éditeur déclinent toute responsabilité concernant d'éventuelles plaintes concernant ce texte.

.

Clé de lecture des citations :

CS : Caraka Samhitā
AH : Astānga Hrdayam
SS : Suśruta Samhitā

Sthāna :
SU : Sūtrasthāna
VM : Vimanasthāna

AH.SU.1.11 = Astānga Hrdayam, Sūtrasthāna, Chapter 1, Sutra 11

Table des Matières

Introduction

L'Ayurvéda ou "connaissance de la longévité", est le système médical traditionnel de l'Inde. C'est l'une des huit subdivisions (*Upa-Veda*) des Védas, corpus de connaissance traditionnelle indienne. La date de la création des Védas est discutée : 1.500 av. J.-C. pour les universitaires occidentaux, 10.000 pour la tradition orale, et certains pandits parlent de 40.000 ans. La création de l'Ayurvéda, remonterait à 800 à 500 av. J.-C. pour les universitaires, et à environ 3.000 ans av. J.-C. pour la tradition orale.

Peu d'informations persistent sur la forme exacte de l'Ayurvéda à l'origine. Comme les Védas sont par essence des Mantras (vers chantés) la plupart des historiens supposent que l'Ayurvéda était une méthode de soins par les Mantras, efficace surtout pour les désordres psychosomatiques. Tous les sujets traités par les Védas sont formulés en Mantras, il est donc probable que l'Ayurvéda ait commencé ainsi. Pourtant, il a rapidement évolué en un système fournissant des règles de santé fondé sur l'hygiène, l'hygiène de vie, et l'hygiène alimentaire dans tout le sous-continent Indien. De récentes recherches archéologiques ont montré qu'en 2.000 av. J.-C., des villes avaient un système d'égouts et les maisons étaient équipées de salles de bain. Il semble qu'un système évolué de santé publique devait préexister pour que de telles infrastructures hygiéniques soient implantées.

La médecine Ayurvédique se fonde sur la connaissance de la façon dont nous utilisons corps et esprit quotidiennement — et indique que lorsque nous vivons selon notre métabolisme propre, nous sommes en meilleure santé, plus heureux, et nous vivons plus longtemps. Donc, le cœur de l'Ayurvéda c'est l'adaptation du style de vie et du régime alimentaire à la nature de la personne. Si l'on ne peut pas suivre les conseils correspondant à son type, des médicaments naturels peuvent être utilisés pour améliorer la santé. Au sens le plus strict, l'Ayurvéda est aujourd'hui le meilleur système médical préventif au monde. Ce véritable système médical reconnaît les limites de la guérison naturelle, et a déclaré un certain nombre de maladies incurables, lorsqu'elles n'ont pas été traitées rapidement et sont devenues chroniques. L'Ayurvéda en tant que médecine générale est clairement décrit dans un texte ancien : le Caraka Samhita.

La définition la plus courante de l'Ayurvéda est : *Dosha, Dhatu, Mala* (Bhâvaprakâsha, Pûrva Khanda, Chap. 3, sutra 100). Ce Sutra ou verset, indique que le premier facteur en Ayurvéda est le Dosha, c'est-à-dire le fonctionnement intelligent ou homéostasie , état qui constamment recherche et maintient l'équilibre dans l'organisme. L'Ayurvéda divise le concept moderne d'homéostasie en trois fonctions qui, ensemble, contrôlent toutes les opérations physiques. Les trois doshas sont Vata, Pitta, et Kapha. L'un des trois principes (Dosha) tend à dominer le fonctionnement général du corps, prenant une position particulière par rapport aux deux autres Doshas. Ce Dosha dominant devient caractéristique de la nature globale (*Prakriti*) de la personne.

En Europe, une certaine confusion règne à propos du rôle des Doshas : représentent-ils l'homéostasie ou la nature de l'individu (*Prakriti*) ? Ils sont responsables des deux à la fois. Les Doshas, selon l'Ayurvéda, gouvernent l'anatomie et la physiologie du corps par les "fonctions", ou régulation, des systèmes physiques et du métabolisme des tissus. De plus, le Dosha dominant indique quel aspect du processus homéostatique gouverne l'organisme – et la constitution de la personne par les fonctions physiologiques. La "nature" (Prakriti) est définie grâce à l'observation des actions physiologiques qui dominent les fonctions du corps et non par un jugement de valeur.

Pendant les études universitaires d'Ayurvéda de six ans en Inde, on dit qu'il faut huit ans pour assimiler le concept des trois Doshas, parce qu'il est simple et profond à la fois. Les Doshas sont la clé de la santé et de la guérison des maladies en Ayurvéda. Le Caraka Samhita l'indique clairement : "Vata, Pitta et Kapha sont la cause de toutes les pathologies du corps, alors que Rajas et Tamas sont responsables des pathologies du mental."

(CS.SU.1.57). Donc, en Ayurvéda toutes les maladies physiques sont liées à un dysfonctionnement des Doshas, et les perturbations mentales au fonctionnement de Rajas et Tamas dans la psyché.

Voici maintenant les deux autres termes, Dhatu et Mala, et la raison de leur place centrale dans la définition de la médecine Ayurvédique. Dhatu signifie "support" et indique la manifestation physique dans le corps. Quand les Doshas sont déséquilibrés, cela provoque des pathologies qui d'abord résident dans les Dhatus, ou tissus du corps. Dhatu signifie ce qui soutient l'homéostasie. Par essence, l'Ayurvéda se place du point de vue des "systèmes et fonctions", par opposition à l'approche moderne qui observe les "formes et structures", et qui est obsédée par la taille, la forme et l'emplacement des parties du corps. Quand un médecin Ayurvédique traite un patient, il vise le fonctionnement des Doshas, et des Dhatus qui le soutiennent.

Le résultat métabolique de ce fonctionnement est appelé Mala, déchet. Quand les déchets sont évacués au bon moment, de la bonne façon, le corps reste sain. Mais quand les déchets (selles, urine, sueur, mucosités) restent dans le corps, ils favorisent la prolifération des bactéries et autres éléments pathogènes. Pour l'Ayurvéda le bon fonctionnement de l'élimination des déchets hors du corps est important. S'ils s'accumulent pendant la digestion ils migrent vers les Dhatus et favorisent les pathologies induites par un déséquilibre des trois Doshas.

Ainsi, nous comprenons pourquoi le Sutra "Dosha Dhatu Mala" est la définition la plus courante de l'Ayurvéda. Si ces trois principes de base fonctionnement mal le corps est malade et meurt. En revanche, une vie longue et une bonne santé sont favorisées par le bon fonctionnement des Doshas, des Dhatus, et de Mala.

Diagnostic

L'Ayurvéda est un système médical doté des ses propres anatomie, physiologie et pathologie (voir Volume 1), ainsi que les diagnostic et traitements. Le diagnostic se fonde sur l'observation, le toucher et l'interrogatoire, moyens d'égale valeur pour former une conclusion. Il n'y a aucun mystère sur le diagnostic par le pouls, simple partie de *Sparshana*, ou toucher. La prise de pouls (*Nadipariksha*) permet de collecter des données, c'est l'une des nombreuses méthodes dont dispose un médecin ayurvédique qualifié. Le pouls est lié à Vata, responsable du mouvement de Pitta et Kapha. Le médecin sent les mouvements du Dosha dans le pouls radial et le compare aux autres données. En tant que science de l'observation l'Ayurvéda utilise tous les moyens de réunir les données valables pour parvenir à une conclusion, y compris les examens modernes comme l'analyse de sang.

Le but du diagnostic en Ayurvéda est de déterminer quel Dosha s'accumule excessivement. Un Dosha en excès gagne assez de force pour causer une maladie. Dans le diagnostic Ayurvédique, le médecin réunit les données par les trois méthodes mentionnées ci-dessus, et en conclut quel(s) Dosha(s) cause les problèmes. Ainsi, il définit un objectif thérapeutique pour les traitements. Rappelez-vous que l'Ayurvéda est basé sur les systèmes et fonctions des Dosha dans ces systèmes. Le diagnostic s'intéresse plus au fonctionnement de Vata, Pitta et Kapha dans le corps qu'aux symptômes ou au nom occidental des maladies

La beauté de l'Ayurvéda est qu'il place la santé du patient entre ses mains en lui enseignant comment vivre et penser selon sa constitution (Prakriti). Chacun peut ainsi prendre en charge sa santé et sa vie, contrairement à d'autres systèmes qui l'empêchent à cause de la dynamique médecin/patient. Ce système a traversé les derniers milliers d'années parce qu'il est véritablement efficace. Le plus grand cadeau de l'Ayurvéda est peut-être qu'il améliore notre santé tranquillement, sans agression.

Vaidya Ātreya Smith
Septembre 2014

Je profite de cette occasion pour réviser et mettre à jour ce texte avec le matériel que j'utilise actuellement pour enseigner à mes étudiants depuis plusieurs années. J'ai ajouté un chapitre entier sur le diagnostic de la Prakriti car il semble y avoir une grande confusion à ce sujet. La section sur Prakriti et Psychologie a été entièrement révisée et un certain nombre de petites erreurs ont été corrigées pour cette 3ème édition.

Vaidya Ātreya Smith
Montreux
22 juillet 2020

Vaidya Atreya Smith

Chapitre 1
Prakriti Pariksha

Prakriti Pariksha

Nous avons tous un point en commun : nous sommes des êtres humains avec trois Doshas qui fonctionnent ensemble pour nous maintenir en vie. Toutefois, selon l'Ayurvéda, nous sommes tous uniques. Nous possédons tous une constitution unique qui détermine notre type corporel, notre nature métabolique et notre orientation mentale. C'est ce qui s'appelle votre *constitution*, ou comme on l'appelle en Ayurvéda, votre *Prakriti*, qui signifie littéralement « nature ». Caraka utilise à la fois la *Dehaprakriti* et la *Dosaprakriti* pour indiquer la constitution physique. L'Ayurvéda énonce que votre Prakriti provient principalement de l'association des spermatozoïdes et de l'ovule de vos parents, ainsi que de la prédominance de leurs Doshas au moment de la conception.

La « Prakriti » ou la constitution physique du fœtus est déterminée par les facteurs suivants :

- Les spermatozoïdes et l'ovule
- La saison et la condition de l'utérus
- L'alimentation et le comportement de la mère (avant et pendant la grossesse)
- La nature des Mahabhutas qui composent le fœtus

« Le Dosha, un ou plusieurs, qui prédomine dans ces facteurs, s'attache au fœtus et est connu sous le nom de « Dosaprakriti » (constitution physique ou doshique). » CS.VIM.8.95

Cela signifie, entre autres, que la Prakriti d'une personne peut être indépendante de la Prakriti des parents. Cela se produit lorsque le père ou la mère sont dans un état de Vikriti (déséquilibre des Doshas) au moment de la conception ou pendant la grossesse (pour la mère). Ou bien cela peut simplement signifier que le Dosha dominant au moment de la conception est différent de la constitution des parents. Un exemple pourrait être une dominance de passion (émotion Pitta) durant la conception. Ou bien, un des parents est préoccupé par quelque chose et Vata domine alors. Il est intéressant de laisser la porte ouverte à d'autres explications possibles que Vikriti – qui est dans l'ensemble la pathologie.

Caraka continue à expliquer qu'il y a dans l'ensemble sept types de Prakriti fondamentaux (trois types purs, trois types mixtes, et un type équilibré ou tridoshique) :

« Par conséquent, certaines personnes sont de type de constitution Slesmala (ayant une prédominance de Kapha), certaines sont Pittala d'autres sont Vâtala, et d'autres ont un mélange de deux Doshas et certains ont un équilibre des trois Doshas. » CS.VIM.8.95

तत्र प्रकृत्यादीन् भावाननुव्याख्यास्यामः । तद्यथा—शुक्रशोणितप्रकृतिं, कालगर्भाशयप्रकृतिं, मातुराहारविहारप्रकृतिं, महाभूतविकारप्रकृतिं च गर्भ-शरीरमपेक्षते । एतानि हि येन येन दोषेणाधिकेनैकेनानेकेन वा समनुबध्यन्ते, तेन तेन दोषेण गर्भोऽनुबध्यते; ततः सा सा दोषप्रकृतिरुच्यते मनुष्याणां गर्भादिप्रवृत्ता । तस्माच्छ्लेष्मलाः प्रकृत्या केचित्, पित्तलाः केचित्, वातलाः केचित्, संसृष्टाः केचित्, समधातवः केचिद्भवन्ति । तेषां हि लक्षणानि व्या-ख्यास्यामः ॥ ९५ ॥

Ces trois Doshas se combinent pour former le septième type de constitution comme cela a été mentionné ci-dessus. Ce sont :

1. Une dominance **Vata**
2. Une dominance **Pitta** — - Trois types « purs »
3. Une dominance **Kapha**

4. Une dominance **Vata-Pitta**
5. Une dominance **Vata-Kapha** — -Trois types « duals » ou
6. Une dominance **Pitta-Kapha** — « doubles »

7. Une dominance **Vata-Pitta-Kapha** - Un type « équilibré »
plus rare

L'Ayurvéda utilise ces sept classifications afin de comprendre les différences principales entre les types métaboliques. Ici, la question n'est pas de juger si c'est bon ou mauvais mais elle concerne les différences biologiques. Lorsque nous comprenons comment notre métabolisme fonctionne, nous pouvons commencer à travailler de pair avec elle et non contre elle. Si on travaille contre elle, cela entraîne divers problèmes pouvant éventuellement conduire à des maladies soit de nature mineure ou sévère. Si on travaille de pair avec elle, cela entraîne une bonne digestion et la santé – et non simplement une absence de maladie – mais à une santé réelle.

On reconnaît aussi que chaque type possède une grande variance. Les sept types principaux ne doivent pas être considérés comme point final, mais plutôt comme point de départ. Lorsque nous connaissons notre type en Ayurvéda, nous pouvons commencer à travailler dans le contexte des lignes directrices propres à notre type. Je l'ai expérimenté d'innombrables fois au cours de ma pratique.

En général, les gens ont déjà identifié que certains aliments leur sont problématiques et ont appris à les éviter. Lorsqu'ils voient les recommandations alimentaires pour leur type, ils sont impressionnés de constater que les aliments qui leur sont problématiques doivent être éliminés en Ayurvéda. Toutefois, ils pensent souvent que ces recommandations sont définitives. En réalité, les recommandations de cette formation et de tout livre sur la nutrition ayurvédique sont les lignes directrices de base qui doivent alors être ajustées et adaptées à la personne.

Le but de ces sept types, V, P, K, VP, VK, PK et VPK, n'est pas de classer les gens dans des catégories, mais est plutôt une manière de comprendre comment fonctionne le métabolisme. En Ayurvéda, l'idée n'est jamais de comparer un type à un autre. En fait, c'est aller contre les préceptes de l'Ayurvéda de comparer les gens selon leur structure ou leur forme. Aucune constitution n'est meilleure ou pire qu'une autre. Ni aucun type mixte n'est meilleur qu'un autre. Chaque type ou type mixte a ses pour et ses contre. En fait, chaque personne possède les trois principes – **c'est simplement pour distinguer lequel domine les fonctions métaboliques. Le Dosha dominant indique la Prakriti.**

De temps en temps, vous rencontrez des gens utilisant ces distinctions métaboliques comme moyen de manipuler, de critiquer ou de « rabaisser » les autres. Veuillez noter que cela n'a rien à voir avec le système ayurvédique. Les gens ayant besoin de dominer ou de critiquer les autres le font à partir de leur propre insécurité ou névrose – ces gens déforment tout système ou moyen pour arriver à leurs propres fins. Si je mentionne cela ici c'est que, de nos jours, il est courant que les gens jugent les autres et, malheureusement, certains essayent aussi d'utiliser l'Ayurvéda à cette fin. Gardez l'esprit clair qu'il n'y a aucun jugement de valeur concernant les différents types de constitution.

Afin de suivre la méthodologie ayurvédique, nous avons besoin d'un minimum de compréhension des sept types différents. En général, le septième type, VPK, est considéré plutôt rare car il indique un niveau égal des trois Doshas. C'est aussi mon expérience pratique. J'ai rencontré seulement quatre personnes de ce type durant mes vingt-cinq ans de pratique clinique. Par conséquent, la plupart des gens tombe dans l'un des six types principaux.

Pour conclure cette introduction traitant de la Prakriti, étudiez les tendances générales physiques et mentales des sept types de Prakriti. Dès que vous aurez une bonne connaissance de cette information, vous serez prêts à apprendre les protocoles utilisés en Ayurvéda pour évaluer la prakriti d'une personne.

Les Profils Physiologiques

Certains individus sont très prédominants dans un Dosha ou dans une autre. Nous les appellerons les types pur Vata (le vent), pur Pitta (le feu) et pur Kapha (l'eau). Il existe également "des types doubles", lorsqu'un ou plusieurs Doshas sont en proportion relativement égales. Il existe trois types doubles différents : Vata/Pitta (vent/feu), Vata/Kapha (vent/eau) et Pitta/Kapha (feu/eau). Nous trouvons également un type équilibré VPK, parfois appelé "type triple", formant sept variations constitutionnelles majeures.

Examen de Prakriti

Certains individus sont très prédominants dans un Dosha ou dans une autre. Nous les appellerons les types pur Vata (le vent), pur Pitta (le feu) et pur Kapha (l'eau). Il existe également « des types doubles ou mixtes », lorsqu'un ou plusieurs Doshas sont en proportion relativement égales. Il existe trois types doubles différents : Vata/Pitta (vent/feu), Vata/Kapha (vent/eau) et Pitta/Kapha (feu/eau). Nous trouvons également un type équilibré VPK, parfois appelé « type triple », formant sept variations principales de constitutions.

Tout d'abord, il est important de comprendre que la fonction biologique des trois Doshas dans le corps est de contrôler l'anatomie et la physiologie. Ainsi, chacun a trois Doshas. Prakriti est l'analyse permettant de déterminer quel Dosha domine les fonctions physiologiques. Généralement, pour chacun de nous, l'un des Doshas est un peu plus dominant que les autres — ses attributs contribuant davantage que ceux des deux autres Doshas. Ce Dosha dominant sera donc appelé notre Prakriti.

Prakriti Vata

Les types Vata ont un physique léger et mince qui reflète la dominante Vayu ou Vent. Les personnes Vata sont les plus minces des sept types. Elles ont tendance à avoir des os et un corps mince, la peau et les cheveux secs. La principale qualité de Vata est le SEC. Les irrégularités physiques sont aussi des signes de Prakriti Vata. La nature irrégulière du vent se manifeste dans toutes les irrégularités physiques, telles que les scolioses. Le visage de Vata peut être asymétrique, et peut présenter par exemple un nez crochu, ou de grandes oreilles. Les personnes de type Vata tendent à avoir peu de résistance et peuvent être grandes ou petites. Elles peuvent avoir des jointures qui craquent (sèches) ou qui sont un peu protubérantes. Leurs cheveux sont habituellement de couleur foncée et de texture rêche.

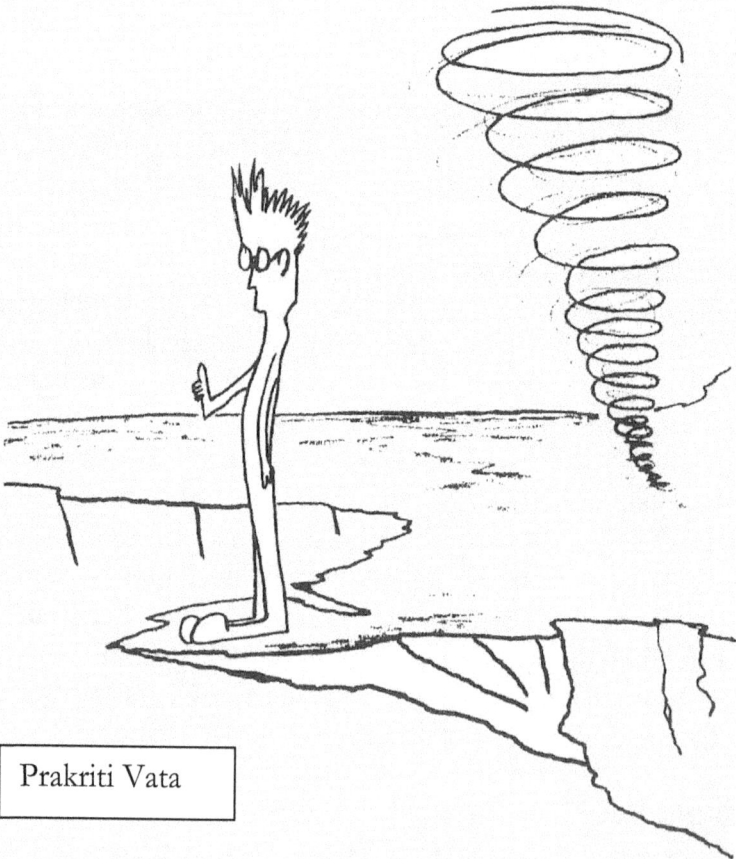

Prakriti Vata

Prakriti Pitta

Les types de Prakriti Pitta ont tendance à avoir un corps moyen, ni trop grand ni trop petit parce qu'ils sont dominés par le Feu. Ils ont tendance à être forts avec une bonne résistance et endurance. Du point de vue physique, les personnes Pitta ont le sang chaud (Vata et Kapha, faites attention !). Elles sont généralement les plus moyennes physiquement et ont tendance à avoir les cheveux clairs, la peau claire, et les yeux bleus ou verts. Elles ont souvent une complexion rouge, des taches de rousseur ou de l'acné. La principale qualité de Pitta est le CHAUD, par conséquent les types Pitta ont tendance à refléter plus les couleurs avec leur peau que les autres types. Leurs yeux ont un regard intense, leur apparence paraît également intense, parce que le feu peut s'établir dans leur esprit aussi bien que dans leur corps. Les personnes de type Pitta réchauffent le lit en hiver, pour le plus grand plaisir de leur conjoint Vata et Kapha.

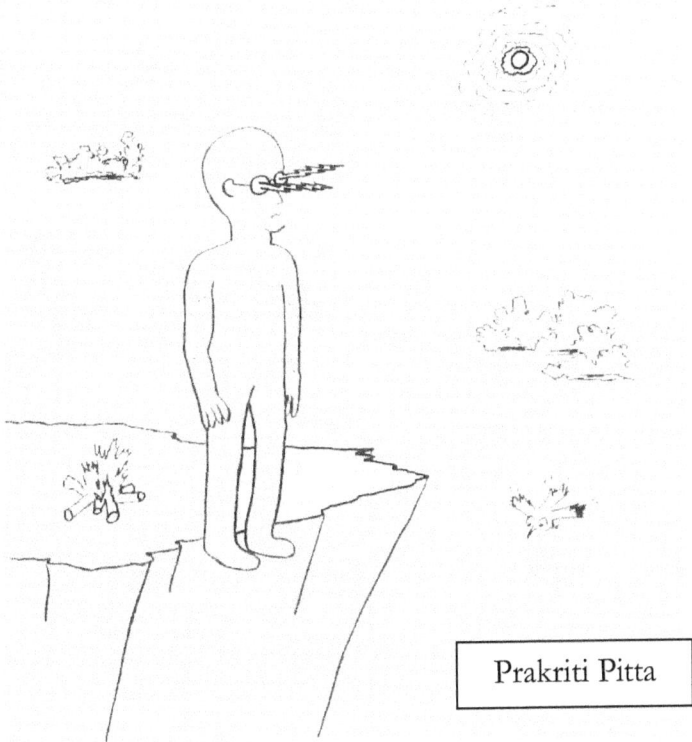

Prakriti Pitta

Prakriti Kapha

Les personnes de types Kapha sont physiquement plus lourdes que les Pitta ou les Vata, parce qu'elles ont une dominante Eau et Terre. La qualité de Kapha est le LOURD, mais il n'est pas nécessaire d'être gros pour être une personne Kapha. Les personnes Kapha sont les plus robustes physiquement, les plus endurantes et résistantes. Elles ont plutôt de grands os et leurs tissus sont plus développés que chez les autres types. Les personnes Kapha ont en général les cheveux bruns ou noirs à tendance légèrement grasse, bien brillants. Elles ont en général la plus jolie peau et sont de complexion pâle. Quand elles sont motivées elles travaillent dur et régulièrement, dans le cas contraire elles ont tendance à la léthargie.

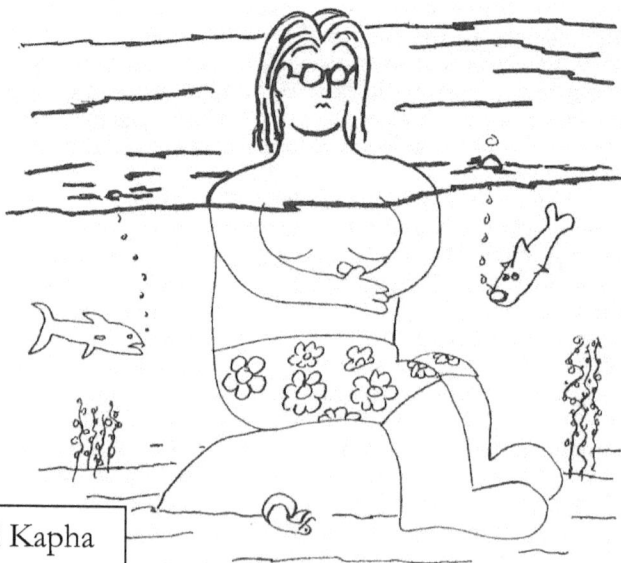

Prakriti Kapha

Ce qui suit est un examen détaillé des constitutions. Notez-le Dosha que vous constatez le plus chez un individu et celui-ci sera généralement le Dosha prédominant. Il est également important de savoir quels Doshas sont second et troisième, ou de types mixtes. Accordez plus d'importance aux facteurs considérés comme majeurs, en particulier lorsqu'il est difficile de prendre une décision.

De manière générale, nous nous connaissons suffisamment assez bien pour déterminer notre propre constitution. Déterminer celle d'un ami est plus difficile. Il existe même parfois des différences d'opinion parmi des praticiens ayurvédiques hautement qualifiés. Cela ne signifie pas que l'un d'entre eux ait fait une erreur. Différents praticiens peuvent être plus sensibles à un Dosha de votre nature plutôt qu'à un autre, cela dépend de divers facteurs. Ils peuvent préférer intervenir sur l'un plutôt que sur l'autre.

La constitution naturelle est plus facilement révélée par les attributs fixes du corps physique. Ce sont la charpente, le poids et le teint. L'état général du métabolisme et de la digestion dans le temps, peut être un bon indicateur. Les habitudes et inclinations de toute la vie, ainsi que les tendances aux maladies peuvent être également importantes. La constitution reste identique tout au long de la vie, sauf dans les cas très exceptionnels tels qu'une longue maladie qui dure depuis plus de vingt ans, qui peuvent la modifier.

Les types doubles

Ces mélanges s'appellent des types doubles car ils reflètent une combinaison des deux Doshas. Généralement, un type double manifeste pratiquement également les deux types. Un des deux types peut cependant prévaloir dans le corps ou le psychisme, donnant une personne qui ressemble à un type mais se conduit comme un autre. Il ne s'agit pas là d'un scénario typique.

Vata/Pitta

Ce type est un mélange des deux, Vata et Pitta. Physiquement, ces types se situent entre les types Vata et Pitta ou suivant le type Vata ou Pitta. Généralement, ils sont plus minces qu'épais et peuvent montrer une certaine sécheresse et des qualités de nervosité du type Vata ou la chaleur et les qualités dynamiques du type Pitta. Les mélanges possibles de ces deux principes sont à l'image de la nature, infinie dans ses combinaisons. La structure physique donne moins d'indication pour déterminer un type double que l'observation du métabolisme. Ce genre de mixité aura tendance à avoir une digestion puissante mais, être occasionnellement perturbée par de la flatulence, une mauvaise absorption des substances nutritives, ou la diarrhée. Ils ne sont normalement pas malades et plus robustes que le type pur Vata. Etant donné qu'ils ne sont pas aussi résistants aux maladies que le type Pitta, en cas de déséquilibre, ils peuvent être en proie aux problèmes des deux types Vata et Pitta.

De même, cette mixité peut aussi développer les meilleures qualités des deux types. Une telle combinaison est ainsi susceptible de générer de bons athlètes de compétition de skis, de courses en tout genre, ou de natation. Ce sont des personnes aimant bouger, se confronter aux autres lors de compétition ou d'activités quotidiennes et qui sont peut-être plus sociables que le type Pitta pur. Ils sont aussi plus accommodants que le type Pitta pur et, plus raisonnables et persévérants que le type Vata pur.

La personne Vata étant la plus novatrice et créatrice et la personne Pitta, la plus dynamique et dotée du meilleur sens pratique, le type Vata/Pitta est le plus apprécié dans notre société actuelle. Le profil le plus développé dans cette mixité est une personne à même de mener à terme plusieurs choses, à la fois créatives et novatrices. Elle communique bien et est pleine d'énergie. Elle a la capacité de concrétiser ses idées et ses rêves et peut faire un bon dirigeant dans les affaires. C'est aussi une excellente combinaison pour l'enseignement et la recherche. Les qualités Pitta ajoutent une bonne détermination aux qualités Vata dans la poursuite des études et la capacité de se concentrer sur un sujet précis à la fois pour l'explorer pleinement.

Chez les types les moins développés, cette mixité peut susciter l'indécision intellectuelle, l'insécurité et la frustration. Ils peuvent devenir « trop mental » mais avec une sensation de frustration ou un caractère irritable qui les rend difficiles à vivre. Ce mélange peut aussi produire des comportements plutôt irrationnels avec des accès de violence ou d'agressivité.

Vata/Kapha

La combinaison Vata/Kapha est un mélange intéressant qui peut offrir des grandes qualités ou d'importants conflits. La nature physique de ce type tendra à refléter le type Kapha plus que le corps du type Vata ; c'est à dire, plus puissant et bien formé, que mince. Chez un plus petit pourcentage de personnes, le type Vata peut dominer physiquement mais si c'est le cas, la disposition mentale affichera plus de qualités Kapha.

Physiquement, ce type peut souffrir de quelques caractéristiques de type Vata comme la constipation et la colique. D'une manière générale, ce type a une constitution solide et ne tombe pas malade très facilement. Il a néanmoins tendance à avoir différents petits troubles tenaces. Ces problèmes sont généralement liés au principe Vata et se manifestent par des douleurs migrantes, des problèmes nerveux ou un métabolisme irrégulier. Le côté Vata de la constitution peut facilement aggraver l'humeur Vata et provoquer des ballonnements, des distensions abdominales et des œdèmes. Les poumons peuvent également souffrir d'allergies ou de congestion.

Les qualités appréciables de cette combinaison sont l'intuition, la rapidité mentale, attributs de Vata combinées à la stabilité et la ténacité du type Kapha. La prévoyance du type Kapha contrecarre l'habituelle vision à court terme du type Vata – cette combinaison apporte beaucoup d'atouts aux démarches artistiques. Ce type très sociable, travaille bien en groupe, grâce à ses capacités maternelles et humaines. Ces personnes réussissent dans l'orientation professionnelle et sont performantes dans la communication et la relation avec les autres.

En cas de déséquilibre, elles peuvent souffrir des pires maux des deux types. Cela peut même être difficile à traiter étant donné qu'elles sont qualitativement opposées. Cela signifie que le côté Vata aime bouger et changer tandis que la tendance Kapha n'aime ni l'un, ni l'autre. Le type Vata aime toutes sortes d'irrégularités – se lever tard, manger à n'importe quelle heure – tandis que le Kapha aime la régularité – manger et dormir chaque jour à la même heure. Les problèmes physiques qui peuvent résulter de cela se manifestent par un métabolisme perturbé. La lenteur du type Kapha est dérangée par le comportement imprévisible du côté Vata. La spontanéité du côté Vata est aggravée par la rigidité du côté Kapha.

La compréhension de ces deux aspects est critique pour cette combinaison qui peut aussi engendrer une forme de détresse mentale et physique. Travailler avec les deux aspects de sa constitution apporte paix et harmonie à la fonction métabolique. Faire abstraction de l'un ou de l'autre génère des troubles digestifs, nerveux et des problèmes mentaux – comme le manque d'estime et des attitudes négatives envers soi-même. Alors que ce type peut être l'un des plus intéressants et des plus heureux lorsque les deux aspects de sa nature sont bien compris.

Pitta/Kapha

Ce type est très bon pour les compétitions sportives et dans toutes les activités physiques. La forte volonté du type Pitta additionnée au corps puissant du type Kapha donne une combinaison puissante. La plupart de nos héros sportifs en football et basket-ball appartiennent à ce type. La discipline mentale indispensable à l'exercice et à la pratique régulière est une qualité du type Kapha et la compétition, qualité de combat, reflète le type Pitta.

Ces types, physiquement, sont vraiment puissants – les plus forts dans plusieurs domaines – car ils ne sont pas concernés par l'accumulation du principe Kapha. Leur métabolisme est plus chaud et puissant que le type Kapha, mais ni trop chaud ou acide comme le type Pitta pur. C'est une bonne combinaison pour les activités physiques. Il peut y avoir des problèmes si ces personnes sont sédentaires et inactives. Ce qui tend à aggraver les deux aspects de leur constitution. Le côté Pitta est alors encombré par les qualités Kapha qui augmentent toujours l'inactivité. Plus les personnes de ce type manquent d'activité, plus elles ont des problèmes.

Au niveau mental, ce type a besoin de challenge au risque d'être malheureux ou insatisfait. De toute façon, ce ne sont pas des personnes qui prennent des risques mais plutôt montent des projets. D'un type Kapha, conscient et prudent, combiné à Pitta, résulte une personne capable d'agir quand c'est nécessaire – bien que cela arrive rarement sans programme préétabli. Ces personnes préfèrent travailler ou être actives dans des espaces définis comme leur ville ou leur quartier. Elles peuvent voyager un peu ou aller régulièrement au même endroit en vacances. Elles sont plus accrochées à leurs habitudes que les autres types mixtes. Ce type compte également des cadres supérieurs et des P.D.G. Tandis que le type Kapha entretient de bonnes relations avec les personnes et se montre efficace dans la direction des affaires, le type Pitta est agressif et en quête de pouvoir. Autant de qualités indispensables pour mener une affaire à moins que la personne ne soit pas assez motivée, voire puissante, ou ne soit pas à même de travailler dans de bonnes conditions avec ses subordonnés. Sa bonne volonté à se battre sur le long terme pour atteindre son objectif, lui donne une puissante présence même si elle n'est pas très développée physiquement.

Ces deux tendances font plutôt bonne équipe. Les éventuels problèmes physiques concernent le cœur – spécialement la congestion des artères et des vaisseaux sanguins. Ce type est aussi enclin aux problèmes de pancréas et de vessie – qui ont tous deux tendance à la congestion, voire à l'obstruction, en raison d'une alimentation pauvre et de mauvaises habitudes alimentaires. Ces personnes ayant un bon et solide appétit, il est important qu'elles consomment des aliments qu'elles peuvent digérer complètement. Elles ont en effet tendance à manger trop riche et particulièrement des aliments frits qu'elles peuvent digérer facilement lorsqu'elles sont jeunes. Bien qu'une fois la trentaine dépassée, elles prennent du ventre avec un soudain excès de poids.

Vata/Pitta/Kapha

Les personnes de ce type ont des dispositions physiques et mentales équilibrées. Traditionnellement, elles sont le moins de probabilités de tomber malades ou d'avoir des troubles. Si c'est le cas, cela peut venir de n'importe lequel des trois Doshas. Dans notre mode de vie contemporain, Vata est le plus propice au dérèglement et déséquilibre les autres aspects de cette constitution. Ce qui rejoint la compréhension traditionnelle de l'Ayurvéda. Vata est le plus irrégulier et instable par sa nature même, basée sur le mouvement. Notre société évoluant dans l'agitation et les déplacements avec un moindre intérêt pour la tradition et la régularité, cette tendance au dérèglement de Vata ne fait qu'augmenter.

Ce type de personne a tendance à avoir un corps de type Pitta/Kapha, fort plutôt que mince. Bien que la minceur soit séduisante dans notre culture de mannequins et notre adoration pour le look de jeune adolescent, cela ne conduit pas toujours à un bon état de santé. Le corps a besoin d'un peu de graisse et d'un bon tonus musculaire. En conséquence, le type égal, VPK, a un squelette plus robuste et une formation des tissus plus résistante que les autres types. Cette personne est réputée être exempte de maladie et de chagrin. Avec une tendance à vivre longtemps et à apprécier la vie. Mais ce type est aussi connu pour être le plus rare. Encore une fois, il est bon de se rappeler qu'un type n'est pas meilleur qu'un autre. N'importe quel type peut se retrouver dans un état de déséquilibre à cause de mauvaises habitudes et d'une alimentation pauvre, même le type égal. Généralement, ce type a la meilleure capacité à résister aux maladies et aux mauvaises habitudes à condition qu'elles soient passagères et ne s'installent pas dans leur mode de vie.

Cela est dû à l'équilibre présent dans la combinaison des trois types réunis. C'est la combinaison des trois qui donne force et absence de maladie, et non pas parce que l'un des trois est meilleur ou plus fort qu'un autre.

Structure corporelle de base
(« V » pour Vata, « P » pour Pitta et « K » pour Kapha)

Charpente
V : anormalement grand ou petit, maigre : physique mal développé
P : moyen : physique modérément développé
K : corpulent, trapu, petit, gros : physique bien développé

Les personnes Vata sont généralement plus grandes ou plus petites que la moyenne. Les types de taille extrême sont Vata comme on peut s'y attendre. Mais ils seront aussi généralement minces. Les personnes Kapha sont parfois grandes mais auront tendance à être trapues ou bien bâties et prendront du poids. Les types Pitta peuvent être révélés par d'autres facteurs, tels que l'appétit, parce qu'ils se situent entre les deux autres types.

Le poids
V : léger, difficulté à prendre du poids, veines et os proéminents
P : modéré, de bons muscles
K : lourd, tend à l'obésité

Les personnes Vata peuvent être obèses mais auront généralement plus de gain et de perte de poids variables, et auront des tissus spongieux. En général, elles ne peuvent pas prendre trop de poids même si elles mangent excessivement. Les types Kapha peuvent ne pas être lourds mais ils devront se battre pour avoir un poids faible, parce qu'ils accumulent facilement la graisse et l'eau. Les types Pitta restent généralement à un poids égal même s'ils sont de gros mangeurs, bien qu'une grande consommation de viande rouge ou de nourriture grasse puisse également les rendre obèses.

Le teint
V : terne, brun, foncé
P : rouge, rougeaud, en feu, brillant
K : blanc, pale

Le teint doit être ajusté aux caractéristiques raciales. Toutes les personnes noires tendront à avoir un teint plus foncé mais ne seront pas généralement Vata pour autant. Les types nordiques (Nord de l'Europe) tendent à avoir un teint rougeâtre mais peuvent ne pas être Pitta.

Les types Vata tendent à manquer d'éclat, ce qui rend le teint obscur ou terne. Les types Pitta rougissent facilement et ont facilement chaud. On dirait que de la lumière sort de leur peau. Les types Kapha ont un teint plus blanc ou nacré. Les maladies de décoloration de la peau, même lorsque celle-ci devient blanche comme dans les cas de vitiligo ou d'albinos, sont plus indicatives de Pitta, qui brûle la pigmentation de la peau.

Texture de la peau et température
V : mince, sèche, froide, rugueuse, craquelée, veines
     proéminentes
P : chaude, humide, rose, avec des grains de beauté, taches de
     rousseur, acné
K : épaisse, blanche, humide, froide, douce, lisse

La texture de la peau est souvent un facteur plus fiable que le teint. Les types Pitta prennent facilement des coups de soleil et souffrent plus souvent d'éruptions cutanées ou d'écorchures, y compris d'acné, bien que cela puisse se produire temporairement dans n'importe quel Dosha à cause d'impuretés dans le sang. Leur peau sera chaude au toucher.

Les types Vata souffrent de sécheresse chronique de la peau et de cheveux, souvent avec des rides, des crevasses ou des fissures. Leur peau sera froide, sèche et peu épaisse. Les types Kapha ont une peau et des cheveux gras et ont souvent beaucoup de graisse sous cutanée ou des œdèmes. Au toucher, leur peau sera froide, moite ou molle.

Les cheveux
V : peu abondants, épais, secs, bruns, légèrement ondulés
P : modérés, fins, doux, prématurément gris ou chauve
K : abondants, gras, épais, très ondulés, brillants

À nouveau, la couleur des cheveux varie selon les caractéristiques raciales. C'est souvent davantage l'éclat, la texture et la qualité des cheveux qui sont le plus significatifs.

Les types Pitta ont tendances à être chauves ou gris de bonne heure mais le crâne sera rougeâtre ou sensible au soleil. Cependant, les types Vata, avec leur mauvaise nutrition, peuvent également être chauves de bonne heure et ont souvent des pellicules. Ils seront plus sensibles au vent et le crâne aura en plus une teinte terne.

Les types Kapha ont des cheveux attrayants, abondants, épais mais auront parfois un excès de poils.

La tête

V : petite, fine, longue, tremblante
P : moyenne, anguleuse
K : grande, trapue, stable

Les types Vata ont tendance à avoir un cou raide et une rigidité de la tête, ainsi qu'une mobilité excessive d'autre part. Leurs mouvements de tête ne sont pas nécessairement fréquents mais sont plus irréguliers. Les types Kapha ont le moins de mouvements mais en général ils ont une tête plus carrée. Les types Pitta se situent entre les deux avec une tendance à être anguleux.

Le front

V : petit, ridé
P : plissé
K : grand, large

Le front a également tendance à refléter la nature mentale. Les personnes qui ont une bonne intelligence et une bonne mémoire auront souvent un front proéminent même s'ils sont de constitution Vata. À part cela, ce sont les mêmes facteurs que pour la tête.

Un front grand et proéminent montre un type Kapha. De tels

genres possèdent un mental puissant et une bonne mémoire, bien qu'ils puissent appartenir à n'importe lequel des trois types des Doshas.

Le visage
V : fin, petit, long, ridé, mat, terne
P : moyen, rougeâtre, contours anguleux
K : grand, rond, gras, blanc ou pâle, contours doux

Les personnes Kapha, en particulier les femmes, ont souvent un visage typique, grand, rond comme une lune. Les types Pitta ont des traits plus anguleux avec un regard pénétrant. Les types Vata apparaissent plus décharnés ou flétris. Il en est de même en général pour la couleur et le teint du visage. Un bon praticien ayurvédique peut généralement déterminer la constitution uniquement par le visage.

Le cou
V : fin, long
P : moyen
K : gros, épais

Les types Kapha ont tendance à avoir un gros cou épais et carré, pas souvent long. Les types Vata ont un long cou et développent souvent des problèmes de cou, qui ont des tendons lâches. Ils peuvent tendre le cou ou le courber.

Les sourcils
V : petits, épars, peu stables
P : moyens, fins
K : épais, touffus, nombreux

Les cils
V : petits, secs, fermes
P : petits, épars, fins
K : grands, épais, huileux, fermes

Les yeux
V : petits, secs, fins, marrons, ternes, vacillants
P : moyens, fins, rouges (facilement irrités), verts, perçants
K : larges, proéminent, gros, gras, blancs, attirants

Les yeux sont un autre facteur important. Les types Pitta ont souvent des yeux perçants et pénétrants mais sont en général plus sensibles à la lumière, développent des céphalées de photophobies et ont plus généralement besoin de porter des lunettes et lunettes de soleil.

Les types Kapha ont de grands yeux larges, attrayants et de grands cils et sourcils. Ils pleurent également facilement et peuvent avoir des écoulements de mucus dans les yeux. Les mouvements de leurs yeux sont réguliers mais pas perçants.

Les types Vata peuvent souffrir de clignotements des yeux (en général dus à la sécheresse des yeux) ou des tremblements et des mouvements des yeux excessifs ou erratiques. Il leur est difficile de concentrer leur regard très longtemps sur une chose.

Le nez
V : fin, petit, long, sec, courbé
P : moyen
K : gros, grand, ferme, gras

Le nez varie souvent selon les caractéristiques raciales, mais peut toujours aider. La taille et l'ampleur sont la chose principale, ainsi que l'aspect. Pitta a souvent un nez pointu et long, Vata un nez pointu et mince. Le nez Kapha a souvent des narines larges.

Les lèvres
V : minces, petites, foncées, sèches, irrégulières
P : moyennes, molles, rouges
K : épaisses, grandes, grasses, lisses, fermes

Les types Kapha ont généralement de grandes lèvres attrayantes. Pitta a en général des lèvres et un visage rougeâtres.

Les types Vata ont des lèvres minces, qu'ils ont tendance à mordiller souvent et celles-ci sont souvent sèches ou gercées.

Les dents et gencives
V : fines, sèches, petites, dures, de travers, déchaussées
P : moyennes, lisses, roses, saignement des gencives
K : grande, grosses, lisses, roses, grasses

L'état de la bouche est assez variable selon le régime alimentaire et l'hygiène buccale et peut ne pas être très significatif, mais la forme et la couleur sont les principaux facteurs ici aussi, ainsi que la structure général des dents. Les types Vata peuvent avoir des dents espacées ou des dents de lapin. Kapha a de grandes dents blanches et attrayantes. Les types Pitta souffrent davantage de maladies inflammatoires dans la bouche comme dans le reste du corps.

Les épaules
V : étroites, petites, plates, voûtées
P : moyennes
K : larges, épaisses, fermes, grasses

Les types Vata qui sont davantage dominés par la peur, tendent à avoir des épaules voûtées et des muscles tendus en général. Pitta a souvent la meilleure carrure parce qu'il a tendance à n'être ni trop gros ni trop maigre.

La poitrine
V : maigre, petite, étroite, peu développée
P : moyenne
K : large, grande, bien ou trop développée

Les types Vata ont un angle épigastrique étroit. Les types Kapha en possèdent généralement un large. Les types Pitta ont souvent une charpente robuste, avec un angle épigastrique de taille moyenne.

Les bras

V : minces, trop petits ou longs, mal formés
P : moyens
K : grands, épais, ronds, bien formés

Vata peut avoir de longs bras minces ou plus chétifs avec des coudes marqués. Kapha a des bras ronds ainsi que des bras et avant-bras charnus. Pitta a des bras chétifs.

Les mains

V : petites, fines, sèches, rugueuses, gercées, tremblantes
P : moyennes, chaudes, roses
K : grandes, épaisses, grasses, fraîches, fermes

Les types Kapha ont souvent de grandes mains carrées ou rondes sans beaucoup de lignes. Vata a tendance à avoir des mains étroites avec de nombreuses lignes et souvent avec des articulations prononcées et des doigts de forme irrégulière. Les veines des mains seront également proéminentes comme dans le corps entier pour les types Vata. Les types Pitta ont souvent des mains chaudes, même en hiver ou par temps froid.

Les cuisses

V : fines, étroites
P : moyennes
K : bien développées, rondes, grosses

De grosses cuisses dodues sont communes pour les types Kapha avec de l'éventuelle cellulite. Naturellement, les femmes ont plus de graisses dans le corps et des cuisses plus larges que les hommes, qui auront des épaules plus développées.

Les jambes

V : fines, excessivement longues ou courtes, genoux proéminents
P : moyennes
K : grandes, musclées

Les personnes Vata aiment marcher et courir mais peuvent souffrir d'un manque de coordination dans leur marche. Les personnes Kapha sont capables de rester debout longtemps.

Les mollets
V : petits, durs, fermes
P : flasques, mous
K : bien galbés, fermes

Les pieds
V : petits, fins, longs, secs, rugueux, gercés, instables
P : moyens, doux, roses
K : grands, épais, durs, fermes

La sécheresse de Vata se manifeste souvent dans les pieds, qui ont besoin d'être huilés régulièrement. Les types Pitta auront un bon aspect et une bonne circulation dans les pieds. Les types Kapha qui ont une peau épaisse pourront facilement marcher pieds nus.

Les articulations
V : petites, étroites, sèches, irrégulières, qui craquent
P : moyennes, souples, lâches
K : grandes, épaisses, bien formées

Les personnes Vata sont bien connues pour avoir des articulations proéminentes. C'est souvent à cause de leur faible poids qui découvre leur articulations Les types Kapha ont des articulations plus grandes mais elles peuvent être cachées par les tissus qui les recouvrent. La nature grasse de Pitta leur donne de la souplesse, ce qui les rend aussi lâches.

Les ongles
V : petits, fins, secs, durs, fissurés, fendus, foncés
P : moyen, mous, roses
K : grands, épais, doux, blancs, fermes, gras

Les ongles indiquent l'aspect général de notre nutrition, comment nous absorbons les minéraux et le métabolisme des os. Ce qui est généralement plus faible chez les types Vata. Les ongles deviennent plus durs et plus Vata en vieillissant, ou après une maladie débilitante.

L'urine

V : peu abondante, difficile, incolore
P : abondante, jaune, rouge, brûlante
K : modérée, blanchâtre, laiteuse

L'analyse d'urine est un outil de diagnostic important en Ayurvéda. Vata a également une urine plus pétillante et mousseuse, qui peut être difficile à évacuer. Pitta a davantage d'infections du système urinaire. Kapha a une urine plus épaisse avec des mucosités.

Les fèces

V : peu abondantes, sèches, dures, difficiles ou douloureuses, gaz, tendance à être constipé (sec).
P : abondantes, molles, parfois jaunâtres, tendance à la diarrhée avec sensation de brûlure
K : modérées, solides, parfois de couleur pâle, mucus dans les selles, tendance à la constipation.

Ceci est un autre facteur important pour déterminer la constitution. Les personnes Kapha peuvent être constipées à cause d'un métabolisme lent mais leurs selles ne sont pas dures lorsqu'elles sont évacuées. Elles sont abondantes et molles. Les types Pitta peuvent être constipés lorsqu'ils ont de la fièvre, sinon leurs selles sont molles. La constipation Vata est due à la sécheresse, en particulier chez les personnes âgées.

La sueur / odeur corporelle

V : peu abondante, pas d'odeur
P : abondante, chaude, odeur forte
K : modérée, froide, odeur agréable

La transpiration peut être influencée par de nombreux facteurs, tels que la température et le régime alimentaire. Les carnivores auront une transpiration plus abondante que les végétariens. Nous devons prendre de tels facteurs en considération.

Les personnes Vata transpirent rarement. Les personnes Pitta ont tendance à transpirer énormément, en particulier lorsqu'elles sont exposées à la chaleur. Les personnes Kapha transpirent beaucoup lorsqu'elles font des exercices physiques, sinon pas. En général, l'angoisse émotionnelle est cause de transpiration abondante. Une transpiration spontanée ou qui se produit toute seule lors des angoisses émotionnelles est souvent de nature Vata.

L'appétit/Agni

V : variable, irrégulier
P : grand, fort
K : constant, faible

Comme indiqué dans la section sur l'anatomie, il existe quatre états d'Agni. Une personne en bonne santé a un Agni équilibré (Sama Agni). Les indications montrent ici une augmentation du Dosha, les attributs de ce Dosha en excès modifient alors l'Agni en conséquence.

Agni est le meilleur indicateur de constitution à long terme. Les types Vata ont un appétit extrême : soit aucun appétit, soit une faim extrême. Lorsqu'ils ont faim, ils deviennent étourdis et peureux. Les types Kapha ont un appétit constant mais pas très grand et de plus, ils aiment être près de la nourriture ou travailler avec la nourriture. Les types Pitta sont souvent capables de digérer presque tout et peuvent manger de grandes quantités de nourriture sans prendre de poids. Cependant, la plupart des maladies ont tendance à réduire ou à baisser notre appétit.

Préférence de goût

V : préfère la nourriture douce, acide ou salée
P : préfère la nourriture douce, amère, astringente
K : préfère la nourriture piquante, amère, astringente

Cela reflète les préférences de goût des Doshas lorsqu'ils sont équilibrés, ou la Prakriti. Lorsqu'il y a des toxines dans le système (Ama), ou une augmentation du Dosha, le sens du goût peut être altéré et peut devenir le contraire de ce qu'il devrait être. La culture et le conditionnement ont également leurs effets ici. La plupart des personnes préfèrent la nourriture sucrée ou salée. Par conséquent, il est préférable de juger non pas les goûts que les personnes préfèrent, mais ceux qui leur permettront de se sentir mieux, en meilleure santé et qui les débarrasseront des toxines.

La circulation
V : faible, variable, irrégulière
P : bonne, chaude
K : lente, régulière

Les personnes Vata ont une mauvaise circulation et peuvent être sujettes à des palpitations. Ils ont souvent les extrémités ainsi que l'abdomen secs et froids. Les personnes Pitta ont une excellente circulation et peuvent être sujettes à rougir. Les personnes Kapha ont une circulation lente mais constante. Lorsqu'elles sont obèses, leur circulation périphérique est mauvaise et ils ont des membres froids mais leur abdomen a tendance à rester chaud.

Activité
V : rapide, vive, erratique, hyperactive
P : moyenne, motivée, réfléchie, à la recherche d'un but
K : lente, régulière, difficile à motiver

Les types Vata passent par des activités extrêmes. Leur hyperactivité peut cependant les mettre dans un état d'épuisement, de repli sur eux-mêmes ou de paralysie. Ou bien leur activité mentale extrême peut être la cause de la réduction de leurs activités extérieures. Les types Pitta sont actifs seulement en faveur d'un but spécifique. Ils sont concentrés mais n'ont pas nécessairement les idées larges dans ce qu'ils entreprennent. Les types Kapha sont constants, mais ne s'adaptent pas toujours à leurs activités et peuvent être pris dans un rôle. Ils peuvent ne pas avoir envie d'agir beaucoup ni très souvent.

Force / efforts

V : faible, peu d'endurance, commence et arrête rapidement
P : moyenne, intolérance à la chaleur
K : forte, bonne endurance, mais lente à venir

Les types Vata sont souvent de bons coureurs et peuvent développer une grande adaptabilité physique. Cependant, ils ne sont pas efficaces pour soulever ou porter du poids, et se fatiguent facilement. Les personnes Pitta aiment être forts pour démontrer leur pouvoir et leur domination, mais peuvent ne pas avoir autant d'endurance qu'ils aimeraient en avoir. Les types Kapha ont une bonne endurance mais pas nécessairement une haute performance.

La nature sexuelle

V : variable, erratique, désir intense mais énergie faible
P : passionnée, constant, désir intense mais énergie modérée
K : désir sexuel constant, bonne énergie sexuelle, dévouée

Les types Vata peuvent être extrêmes dans leur attitude sexuelle. D'une part, ils ont plus souvent des mœurs libres et perverses, mais peuvent aussi être célibataires.

Les types Pitta sont davantage impliqués dans les relations sexuelles et aiment dominer. Cependant, lorsqu'ils sont préoccupés pas d'autres buts, ils peuvent ne pas être très sexuels.

Les types Kapha sont rarement débauchés mais sont en général également incapables de renoncer au sexe, à moins qu'ils ne soient fortement attachés dès l'enfance à une foi traditionnelle ou monastique. Ils aiment un contact et une affection constants.

La sensibilité

V : peur du froid, du vent, sensibilité à la sécheresse
P : peur de la chaleur, aversion au soleil et au feu
K : peur du froid, de l'humidité, aime le vent et le soleil

Les types Vata possèdent une plus grande sensibilité aux éléments et doivent se protéger de manière adéquate. Les types Pitta sont les plus tolérants au froid. Les types Kapha sont à l'aise dehors mais préfèrent prendre des bains de soleil ou se délasser plutôt que de travailler ou de pratiquer des activités physiques.

La résistance aux maladies

V : faible, variable, système immunitaire faible
P : moyenne, sujet aux infections
K : bonne, constante, système immunitaire fort

Les types Vata ont tendance à attraper n'importe quelle maladie présente et peuvent développer des affections chroniques. Les types Pitta ont des problèmes d'infections, d'hémorragies et de maladies fébriles. Les types Kapha sont capables de résister à la plupart des maladies mais celles de nature humide ou congestive les atteignent souvent fortement.

La tendance aux maladies

V : maladies du système nerveux, douleurs, arthrite, maladies
  dégénératives
P : maladies fébriles, infections, inflammatoires
K : maladies du système respiratoire, mucus, œdèmes, excès de
  poids

Les types Vata souffrent de douleurs et sont plus sensibles à la douleur. Leurs maladies se concentrent principalement sur les os et les nerfs, surtout dans le gros intestin. Les types Pitta souffrent plus de fièvres, d'inflammations et de sensations de brûlures, de maladies du sang et du foie. Les types Kapha sont plus sensibles aux troubles de congestion et aux maladies des poumons.

La réaction aux médicaments
V : rapide, nécessite un faible dosage, effets secondaires imprévus ou réactions nerveuses
P : moyenne
K : lente, nécessitent un dosage élevé, les effets sont lents à se manifester

Les types Vata ont tendance à être hyperactifs et peuvent réagir de façon excessive. Leur réaction aux plantes médicinales ou aux médicaments peut être extrême ou irrégulière. Nous devrions leur donner tout d'abord une médication faiblement dosée et l'augmenter progressivement. Les médications subtiles telles que l'aromathérapie, les épices ou les pierres précieuses peuvent avoir un effet puissant sur eux. Les types Kapha peuvent nécessiter des dosages élevés ou des thérapies avant d'obtenir des effets.

La voix
V : basse, faible, rauque
P : aiguë, pointue
K : plaisante, profonde, bien placée

Le timbre de la voix peut également être influencé par la force ou la faiblesse d'autres facteurs transitoires. Les personnes Kapha ont une belle voix et font de bons chanteurs, tels que les chanteurs d'opéra. Cependant, ils peuvent manquer d'énergie et de motivation. Les personnes Pitta font de bons orateurs et font des chanteurs puissants, tels que les chanteurs de rock. Les personnes Vata ont souvent une voix monotone sans beaucoup de force.

L'élocution
V: rapide, inconstante, irrégulière, loquace
P: modérée, disposé à argumenter, convainquant
K : lente, définie, peu loquace

L'élocution est un autre indicateur important. Les personnes Vata parlent énormément et ont tendance à parler pour ne rien dire. Parfois elles peuvent être silencieuses bien qu'elles continuent à parler dans leur tête. Les personnes Pitta aiment parler aux autres au lieu de les écouter et elles essayent souvent de démontrer un point de vue ou de critiquer quelque chose. Les personnes Kapha parlent très peu mais aiment prolonger la communication. Elles aiment être avec les gens sans nécessairement parler beaucoup.

La nature mentale

V : rapide, adaptable, indécise
P : intelligente, pénétrante, critique
K : lente, régulière, lourdeur d'esprit

La nature mentale n'est pas entièrement semblable à la nature physique (voir section ci-dessous), mais elle est en corrélation. Un Dosha n'est pas nécessairement plus intelligent qu'un autre mais chacun possède une nature mentale différente.

Les personnes Vata ont un esprit rapide mais souvent superficiel et sont meilleures pour l'information et la pensée abstraite. Elles n'ont pas beaucoup d'émotions mais peuvent avoir un Dosha changeant. Les personnes Pitta manifestent leur intelligence par une nature interrogative et ont souvent une inclination pour les investigations et la recherche scientifique. Elles sont meilleures pour affirmer leurs buts ou leurs valeurs. Les personnes Kapha peuvent être douées pour les principes généraux, accompagnés de sentiments puissants et d'une grande constance. Cependant, elles peuvent être mauvaises pour les détails et sont souvent dominées par leurs émotions.

La mémoire

V : faible, remarque et oublie facilement les choses
P : vive, claire
K : lente à remarquer mais n'oublie pas

La mémoire peut refléter davantage la nature mentale que la nature physique. Un bon intellect donne souvent une bonne mémoire. La qualité ou la nature de la mémoire est plus importante que sa force.

Les personnes Kapha se souviennent de sensations personnelles, amour et sentiments et souvent des relations humaines intimes. Leur mémoire est faussée par leurs émotions. Les personnes Pitta se souviennent souvent des blessures, des insultes et également des victoires et réussites. Leur mémoire est dominée par leur volonté. Les personnes Vata peuvent se souvenir d'idées ou d'informations ou de détails. Leur mémoire est dominée par des idées ou des sensations.

Tendances émotionnelles (déséquilibrées)
V : effrayé, anxieux, nerveux
P : en colère, irritable, querelleur, jaloux
K : attaché, sentimental, avide

Ce facteur est très important. La nature instable de Vata a toujours tendance à créer de la peur. Les personnes Vata ne sont pas extrêmement émotionnelles mais sont nerveusement sensibles et ainsi peuvent montrer des réactions, des pensées ou des émotions instables. La passion de Pitta cause de la colère et une forte expression d'émotions. La nature régulière de Kapha engendre de l'attachement et de la sentimentalité.

Cependant, nous possédons tous toutes ces émotions, et chacune peut se transformer en une autre. Ainsi, nous devons distinguer celles qui sont caractéristiques et celles qui sont passagères ou de nature secondaire.

Tendances névrotiques
V : hystérie, tremblements, crise d'anxiété
P : tempérament extrême, rage, accès de colère
K : dépression, insensibilité, tristesse

Vata a tendance à exprimer des émotions extrêmes, souvent avec une perte de contrôle moteur ou sensoriel. Cependant, ces émotions sont souvent passagères et superficielles. Les types Pitta ont des accès d'irritabilité, de colère, ou des accès de mauvaise humeur. Les types Kapha sont déprimés, léthargiques ou tristes de manière chronique.

La foi

V : irrégulière, changeante, rebelle
P : déterminée, fanatique, meneur
K : constante, loyale, conservatrice

La foi est un important facteur de nature psychologique. Avoir une bonne foi en la vie et en la vérité indique Sattva, ou une vertu intérieure. Les personnes Vata sont irrégulières et souvent en contradiction avec leur foi qui peut changer constamment. Ou bien elles auront foi en de nombreuses choses différentes. Les personnes Pitta peuvent appliquer puissamment leur foi qui peut devenir agressive. Les personnes Kapha s'en tiennent à leur foi, qu'elle soit bonne ou mauvaise et possèdent souvent un sens de la loyauté incontesté. Elles peuvent être attachées au statu quo.

Le sommeil

V : léger, a tendance à l'insomnie
P : modéré, peut se réveiller mais se rendormira
K : lourd, difficulté pour se réveiller

Le sommeil est un indicateur physique et mental important. Les types Vata qui ont plus d'air et d'éther ont du mal à dormir et presque tout dérange leur sommeil ou les réveille. Les types Pitta ont souvent un sommeil troublé et agité physiquement. Les types Kapha qui ont plus de terre et d'eau dorment facilement et ont tendance à dormir également la journée.

Les rêves

V : bougent, agités, cauchemars
P : colorés, passionnés, conflits
K : romantiques, sentimentaux, aquatiques, peu nombreux

Les rêves sont également un facteur important dans la constitution. *Mais nous devons accorder mûre réflexion au stress et aux problèmes psychologiques qui peuvent perturber le sommeil dans n'importe quel Dosha.* Les types Vata sont ceux qui ont le plus de rêves mais ceux-ci sont souvent fantasques ou perturbés. Les types Pitta ont souvent les rêves les plus colorés ou dramatiques, mais ceux-ci peuvent déranger leur sommeil, en particulier lorsqu'ils sont violents. Les types Kapha sont souvent incapables de se souvenir de leurs rêves mais peuvent en conserver une vague sensation de plaisir.

Les habitudes

V : aime bouger, voyager, aime les parcs, les jeux, les
    plaisanteries, les histoires, les activités artistiques, la danse
P : aime les sports de compétition, la politique, la chasse (non
    seulement des animaux !)
K : aime l'eau, la voile, les fleurs, les produits de beauté, les
    affaires et le commerce

Les habitudes peuvent indiquer davantage les traits personnels ou la nature mentale. Elles ne devraient pas être prises trop au sérieux pour déterminer la constitution. Les types Vata ont généralement des habitudes diverses, sérieuses, irrégulières et parfois excentriques. Les types Pitta sont réfléchis et compétitifs et recherchent des résultats et la réussite. Les types Kapha aiment se prélasser ou se détendre et paresser.

Déterminer votre Prakriti

L'Ayurvéda identifie ces deux états différents. Le premier est fixé pour toute votre vie et ne change jamais (Praktiti). Cet état est similaire, mais n'est pas exactement identique à votre combinaison génétique. En ce sens, le mot « type » a en quelque sorte un sens comparable à votre homéostasie individuelle, ou fonctionnement métabolique général, ou constitution. Le deuxième état pris en compte par l'Ayurvéda est un état changeant ou temporaire – un rhume, un stress, ou une maladie par exemple. En fait le mot sanskrit qui décrit cet état, *Vikriti*, signifie « recouvrir la constitution de naissance » ou « état non naturel ». Ce second état, changeant, est le début des perturbations dans le corps, pouvant mener à la maladie. Toutes les maladies se déclarent quand on est dans ce second état. Le premier état, ou constitution de vie (Prakriti), est la bonne santé. L'Ayurvéda se place du point de vue du corps qui se bat pour retrouver ou maintenir cet état équilibré : la constitution de naissance et de toute la vie.

Une perturbation de l'équilibre ne découle pas nécessairement d'un changement de type (par exemple de Pitta à Vata). Il est intéressant de savoir que même nos qualités intrinsèques peuvent dominer au-delà d'un point d'équilibre et peuvent induire une maladie ou des problèmes. En d'autres termes, l'excès d'une bonne chose peut entraîner un déséquilibre – l'état changeant. Un exemple classique de ce phénomène est une personne Pitta qui a typiquement un système digestif puissant. Pourtant, quand un Pitta mange trop d'aliments piquants, épicés ou acides, ou qu'il subit un trop fort stress, même lui, un Pitta, peut souffrir de problèmes comme des brûlures d'estomac, d'acidité, et éventuellement d'ulcères. Dans cet exemple, la constitution de naissance de Pitta a fini par être perturbée et laisse apparaître un excès de caractéristiques Pitta. Elle devient un état présent/actuel entraînant la maladie. C'est la raison pour laquelle l'Ayurvéda donne des régimes spécifiques pour chaque type constitutionnel – pour empêcher votre constitution de naissance d'augmenter jusqu'à un niveau problématique.

Parfois vous constaterez que les réponses pour les catégories « à vie » et « actuelle » sont les mêmes, d'autres fois elles diffèrent. Il est extrêmement rare de trouver une personne obtenant des réponses identiques dans les deux colonnes. Si c'est votre cas, cela peut refléter une excellente santé. Cela peut aussi indiquer une augmentation de votre constitution de naissance qui risque d'entraîner des problèmes – par exemple, le type Pitta peut développer des ulcères, le type Vata peut avoir des problèmes d'insomnie, et le type Kapha peut devenir obèse. Si les réponses dans les deux colonnes sont très différentes, cela reflète soit une erreur dans votre réponse ou le début d'un processus de maladie. Plus il y a de différences, plus il est probable qu'il existe un dérèglement de votre santé.

Dans certains cas, il peut être normal que la moitié de vos réponses soient différentes dans la colonne « à vie » et dans la colonne « actuelle ». Une des raisons de cette divergence est que notre culture favorise un certain type de comportement. Dans le monde des affaires par exemple, la société récompense les types compétitifs et agressifs. Pour pouvoir progresser de nos jours, il semble nécessaire d'être meilleur que l'autre, soit plus intelligent, soit moins cher, soit plus rapide. Toutes ces caractéristiques sont des qualités de Pitta. Cela signifie que bien que je puisse être un type Kapha plus décontracté, je suis souvent obligé d'adopter des caractéristiques de Pitta afin de survivre. Dans le test suivant, la pression sociale, comme celle citée plus haut, peut se révéler dans la catégorie actuelle.

Gardez à l'esprit que la culture occidentale favorise les types Vata/Pitta (créatif et dynamique). Mais quand le stress et la tension augmentent, nombre d'entre nous vont manifester des caractéristiques Vata négatives dans la catégorie actuelle. Une perturbation Vata typique inclut des troubles tels que la constipation, une digestion erratique, des coliques et l'insomnie. Lisez le questionnaire suivant et choisissez entre V, P, et K pour chaque catégorie. Vous choisirez une seule réponse par catégorie. Pour chaque réponse, vous avez deux colonnes – une pour vos tendances depuis votre naissance, l'autre pour vos tendances présentes. Cela signifie que pour chaque catégorie, vous allez obtenir une réponse concernant votre constitution de naissance et une réponse pour celle présente. Prenons l'exemple du poids –

je peux cocher la réponse P dans la colonne « à vie » et K dans la colonne « actuelle », si j'ai soudainement commencé à prendre du poids dans les deux ou trois dernières années.

Une fois le questionnaire terminé, faites le total des V, P et K. La lettre qui totalise le plus de réponses est votre type dominant ou constitution. Si deux types recueillent un nombre égal de réponses, votre constitution est probablement mixte ou double. Par exemple, si on trouve quatorze V, douze P et cinq K. Cela révèle une constitution mixte ou double de type VP. En général, un écart de plus ou moins quatre points indique un type mixte.

Ne tenez pas compte de votre origine culturelle ou géographique, répondez selon votre origine familiale ou génétique. Faites les totaux des différentes catégories et notez les sous-totaux. Notez ensuite vos constitutions « à vie » et « actuelle » dans les colonnes appropriées comme référence à consulter à l'avenir.

Catégorie	À Vie	Actuelle
Charpente		
V – grande ou petite, fine, mal développée physiquement P – taille moyenne, modérément développée physiquement K – corpulente, trapue, grosse, bien développée physiquement		
Poids		
V – léger, difficulté à prendre du poids P – modéré K – lourd, prend du poids facilement		
Texture de la Peau		
V – sèche, rugueuse ou craquelée, veines saillantes P – moite, rose, tâches de rousseurs, légèrement grasse K – blanche, moite, douce, grasse		
Température de la Peau		
V – froide P – chaude K – fraîche		
Qualité des Cheveux		
V – rêches, secs, fourchus P – fins, doux, cheveux gris ou calvitie précoce K – abondants, huileux, épais, brillants		
Forme du Visage		
V – petit, fin, long P – taille moyenne, ovale K – grand, rond, gros		
Dents		
V – souvent de travers P – taille moyenne K – grandes, très régulières		
Gencives		
V – foncées, atrophie des gencives P – rouges, gencives qui saignent facilement K – douces, roses		
Largeur de la Langue		
V – plus étroite que la dentition, longue et fine P – même largeur que la dentition, pointe ovale K – plus large que la dentition, épaisse, pointe arrondie		
Qualité des Mains		

V – fines, sèches, froides, doigts longs P – symétriques, roses, chaudes K – grandes, épaisses avec des doigts courts		
Ongles des Mains		
V – fins, rêches, fissurés, craquelés, foncés P – solides, roses K – épais, doux, blancs		
Puissance Digestive		
V – variable ou faible, avec de fréquentes allergies, irrégulière P – forte, capable de digérer presque tout K – moyenne ou lente mais stable		
Troubles Digestifs		
V – flatulences, constipation, coliques P – acidité ou brûlures, diarrhée K – sensation de ballonnement ou lourdeur, nausée		
Attirances Alimentaires		
V – sec, sucré ou salé, en-cas croustillant P – épicé, salé, chaud K – sucré, crémeux, froid		
Habitudes Alimentaires		
V – aime se gaver, grignote des en-cas, oublie de manger P – aime les repas réguliers et copieux à heures fixes K – mange constamment, mange régulièrement trop		
Sensibilité aux Aliments		
V – haricots, famille du chou P – oignons, tomates, aliments frits K – produits laitiers, sel		
Miction		
V – deux à quatre fois par jour (peu fréquente) P – quatre à six fois par jour (fréquente) K – trois à cinq fois par jour (modérée)		
Selles		
V – sèches, dures, difficiles ou douloureuses, flatulences, tendance à la constipation P – abondantes, molles ou liquides, parfois jaunâtres, tendance à la diarrhée K – modérées, solides, parfois pâles ou comportant du mucus		

Vaidya Atreya Smith

Transpiration et Odeur Corporelle		
V – peu et inodore P – abondante, chaude, odeur forte K – modérée, odeur neutre		
Circulation Sanguine		
V – mauvaise, variable, mains et pieds froids P – bonne, mains et pieds chauds K – lente mais constante, mains et pieds froids		
Appétit		
V – variable, irrégulier P – puissant K – constant, moyen à lent, tend à manger pour le plaisir		
Activités		
V – vite, rapide, irrégulier, hyperactif P – motivé, déterminé, à la recherche d'un objectif K – lent, constant, méthodique		
Puissance et Endurance		
V – faible endurance, commence et s'arrête P – niveau modéré d'endurance K – puissante, bonne endurance, lent à démarrer		
Sensibilité à l'Environnement		
V – n'aime pas le froid, le vent, sensible à la sécheresse, aime la chaleur P – n'aime pas la chaleur ou le soleil direct, recherche la fraîcheur K – n'aime pas le froid, l'humidité, aime le vent et le soleil		
Résistance à la Maladie		
V – mauvaise, variable, système immunitaire faible P – moyenne, occasionnellement sujet aux infections K – bonne, constante, système immunitaire puissant		
Tendance à la Maladie		
V – maladies du système nerveux, douleurs, troubles dégénératifs, insomnie, troubles de la nutrition, arthrite P – maladies fébriles, ulcères, infections, maladies inflammatoires, crise cardiaque K – maladies du système respiratoire, mucus, œdème, obésité (tissus qui enflent), tumeurs bénignes		

Façon de Parler		
V – rapide, loquace, incohérente, discontinue		
K – modérée, aime argumenter, convaincante		
K – lente, concise, peu loquace		
Nature Mentale		
V – rapide, souple, indécise, impulsive		
P – factuelle, pénétrante, critique		
K – lente, stable		
Réaction Émotionnelle aux Conflits		
V – rapide mais vite terminée		
P – chaude, irrité ou susceptible, rancunier		
K – lente, mais reste longtemps perturbé		
Tendances Émotionnelles		
V – anxieux, peureux, nerveux, inquiet		
P – frustré, irritable, coléreux, dominant, rend service, indépendant		
K – calme, attaché, avide, sentimental, attentif, gentil, attaché à sa famille		
Relations Sociales		
V – relations faciles, peuvent être superficielles		
P – bonnes relations, peuvent être dominantes		
K – relations avec difficultés		
Attachement aux Objets matériels		
V – pas très important, changeant		
P – choses utiles dans un but précis, pour l'ego		
K – important d'avoir ou de posséder, esprit pratique		
Relations à l'Argent		
V – pas très important		
P – efficace pour avoir le contrôle ou gagner du respect		
K – très important		
Manière de Dépenser l'Argent		
V – très facilement		
P – dépense pour un objectif		
K – dépense avec difficulté		
Amis		
V – nombreux, mais pas très proches		
P – relations proches		
K – peu d'amis mais très proches		

Relations Amoureuses		
V – a tendance à en avoir beaucoup, irrégulières P – a tendance à se marier pour la position ou pour paraître K – partenaire unique, très fidèle		
Tendances Névrotiques		
V – hystérie, crise d'anxiété, dépression P – tempérament extrême, fureur, caprices K – affligé, passif, dépressif, chagriné, absence de réaction, années de deuils ou de regrets		
Objectifs de Vie		
V – changent fréquemment, pas si importants P – déterminés, très importants K – fixés pour la vie		
Sommeil		
V – léger, tend à l'insomnie, agité P – modéré, se réveille mais se rendort de nouveau K – lourd, réveil difficile le matin, pas du matin		
Total	V..P...K..	V ...P ... K...
Votre Constitution À Vie – Prakriti		
Votre Constitution Actuelle – Vikriti		

Que se passe-t-il si je me trompe de type ?

Il est possible de faire le test de façon incorrecte et de déterminer un type dominant qui n'est pas votre type de naissance. D'habitude cela se produit quand nous ne sommes pas objectifs dans nos réponses. Le type que vous allez trouver peut être en réalité celui qui recouvre votre constitution de naissance (Vikriti).

Si vous avez des doutes quant à vos résultats, ce pourrait être une bonne idée de refaire le test dans six mois pour voir si vous trouvez toujours les mêmes réponses. Ce conseil concerne tout le monde parce qu'il est très difficile d'être entièrement objectif avec soi-même.

Est-ce que tous les tests ayurvédiques sont les mêmes ?

La plupart des praticiens en Ayurvéda emploient des tests similaires à celui-ci. Quelquefois il est utile d'essayer plusieurs tests différents, mais habituellement je trouve cela un peu déroutant. D'autres tests ne font pas la distinction entre votre constitution de naissance (Prakiti) et l'état actuel (Vikriti), et les gens se perdent entre les deux possibilités. Le test de ce livre est unique de ce point de vue. Je vous suggère d'utiliser les résultats de ce test pour déterminer vos Prakriti et Vikriti.

Les types forts et faibles

En plus de la qualité spécifique de la constitution selon les trois Doshas, observez également la force générale de la constitution. Cela nous permet de déterminer si nous devons utiliser des méthodes fortes ou modérées afin de réduire le Dosha. Des types en excès peuvent exiger une thérapie puissante. Des types insuffisants exigent des thérapies plus douces et plus longues.

Généralement, les types Kapha sont ceux qui ont le plus de force mais ils n'ont pas tendance à le montrer. Les types Pitta sont plus agressifs, mais n'ont pas toujours la patience ni l'endurance pour le rester. Les types Vata ont tendance à être faibles, délicats ou maigres. Mais ceci est très général.

La force ou la faiblesse d'un individu varie selon plusieurs facteurs, y compris selon les maladies chroniques ou une mauvaise nutrition. Par conséquent, après avoir déterminé la constitution de l'individu en accord avec les Doshas, nous devons également observer s'ils sont forts ou faibles, en excès ou insuffisants en ce qui concerne tel Dosha.

En général, les hommes ont tendance à être des types plus forts ou ont plus d'énergie physique. Les femmes ont généralement des types plus faibles ou une énergie plus basse. Cependant, les femmes ont une meilleure endurance que les hommes. Les types forts ont d'ordinaire une meilleure santé et sont capables de supporter plus d'efforts mais ils peuvent souffrir d'affections aiguës et extrêmes telles que de crises cardiaques ou de fièvres élevées pouvant occasionner une mort rapide ou prématurée. Les types Vata ont généralement une santé plus faible et des maladies chroniques mais vivent parfois plus longtemps.

Kapha

Un type Kapha fort a généralement un pouls fort, évident et ondulant, une bonne énergie, en général une bonne santé et une bonne aptitude au travail, un bon tonus musculaire, une excellente résistance aux maladies et un bon système immunitaire. Ils ont beaucoup de foi, de confiance et d'intégrité. Ils sont massifs, stables, robustes et sont cependant capables d'actions et de réactions.

Un type Kapha faible a généralement un pouls faible, lent ou ondulant, une énergie base, un manque de souffle, une peau et des muscles mous et flasques, il se fatigue facilement et possède également un métabolisme très lent. Il a tendance à être plus timide, dépendant et passif, et à pleurer facilement ou à se sentir facilement blessé.

À part cela, tous deux ont des caractéristiques Kapha prédominantes.

Pitta

Un type Pitta fort a un pouls fort et nerveux, une bonne énergie, en général une bonne santé et une bonne aptitude au travail. De tels types sont souvent agressifs, dynamiques, expressifs et meneurs. Ils ont un esprit vif et clair et une forte volonté.

Un type Pitta faible a un pouls faible et nerveux, une énergie basse et souvent de l'anémie ou des troubles chroniques du foie ainsi que de la colère rentrée et des émotions réprimées. Ils sont souvent sur la défensive et se sentent souvent agressés.

À part cela, tous deux ont des caractéristiques Pitta prédominantes.

Vata

Un type Vata fort a un pouls fort mais étroit, une bonne

énergie, une bonne adaptabilité et mobilité physique et en général une bonne santé et une bonne énergie de guérison (Prana). Son esprit sera généralement fort, rapide et large et possède beaucoup de curiosité. Il sera loquace et communicatif.

Un type Vata faible aura un pouls faible et fin, une énergie faible, une mauvaise circulation, souffrira de maigreur et souvent de maladies chroniques et d'asthénie. Son esprit sera défaillant et erratique, accompagné de peur et de négativité. Il peut être secret ou peureux, sans grande foi en la vie.

À part cela, les types forts et faibles de Vata ont des caractéristiques Vata prédominantes.

Les huit constitutions difficiles

Certains types de constitutions sont considérés comme étant très difficiles à traiter, de telle sorte que dans les temps antiques, les personnes qui possédaient ces types étaient souvent considérées comme maudites. Ces conditions sont des troubles profondément ancrés, de nature souvent congénitale ou hormonale et qui entraînent généralement une longévité réduite. Elles s'appliquent entièrement seulement lorsque les conditions suivantes sont très extrêmes, mais elles nous montrent des facteurs qui rendent le pronostic incertain. À cet égard, il faut également prendre en compte les différences raciales.

Il existe huit conditions, quatre groupes d'opposés. Ce sont les personnes :

Les huit constitutions difficiles	
1. très grandes	5. de teint excessivement foncé
2. très petites	6. au teint excessivement blanc
3. au système pileux excessivement développé	7. extrêmement grosses
4. sans aucun poil	8. extrêmement maigres

Les tailles extrêmes

Les tailles extrêmes révèlent des troubles Vata. Dans notre culture, cela donne un homme mesurant au moins deux mètres pour les très grands et moins d'un mètre cinquante pour les très petits. Pour les femmes il faut compter dix à quinze centimètres de moins. Cela s'applique surtout pour les personnes géantes ou naines. À cet égard, nous devrions prendre en considération la taille de leurs parents. Si une personne exceptionnellement grande ou petite vient d'une famille qui n'a pas de tels extrêmes de taille, cela sera plus vraisemblablement un signe de déséquilibre constitutionnel.

Dans ces affections, un Vata élevé occasionnera un manque de coordination, une mauvaise circulation sanguine et des maladies du système nerveux.

Les extrêmes du système pileux

Un excès de poils révèle un Kapha élevé et trop de terre dans le corps. Cela entraîne un blocage des fonctions organiques et une éventuelle obstruction des canaux. Cela révèle souvent un esprit Tamas ou obscur.

L'absence de poils provient d'un Pitta élevé qui brûle la peau. Parfois un Vata élevé avec une insuffisance au niveau des tissus peut également provoquer cela.

Le teint extrême

Un teint très foncé indique un Vata élevé. Lorsqu'il est très clair, comme chez les albinos, cela indique un Pitta élevé. Les personnes Kapha sont souvent plutôt pâles ou blanches mais sans de tels extrêmes.

Les poids extrêmes

Les excès de poids extrêmes sont plus communs chez les types Kapha élevé, et la maigreur chez les types Vata élevé. Un excès de poids implique généralement un excès de graisse mais avec une insuffisance dans les autres tissus, particulièrement dans le fluide reproducteur et Ojas. En général, l'excès de poids est un facteur de maladie plus significatif que la maigreur. Il provoque une stagnation et une accumulation de toxines qui engendrent diverses maladies telles que l'arthrite, la goûte ou l'asthme.

Les excès de poids servent à garder la chaleur du corps à l'intérieur, ainsi qu'à retenir Vata ou l'énergie nerveuse et la concentration mentale à cet endroit. Cela entraîne un pouvoir de digestion puissant entraînant un appétit excessif. Une personne ayant un excès de poids souffre d'une longévité réduite, d'une difficulté de mouvements, d'une libido faible, d'un manque de force, d'une mauvaise odeur corporelle et d'une mauvaise haleine, d'une transpiration excessive, de faim et de soif.

Les types maigres peuvent avoir un pouvoir digestif faible ou réduit s'ils ont un faible appétit, ainsi qu'une mauvaise absorption des aliments, et ils ne peuvent absorber ni des aliments lourds ni en grande quantité. Leur endurance et leur résistance sont faibles. Ils ne supportent pas la chaleur et le froid, souffrent facilement de rhumes, de grippes et de toux. Ils développent souvent des hémorroïdes et des descentes d'organes.

Par conséquent, il existe une limite de poids excessif ou insuffisant dans le corps. Lorsque le poids dépasse ce seuil, il aura tendance à augmenter davantage et très peu de choses pourront le freiner. Lorsque le poids est sous le seuil le plus bas, il aura tendance à rester bas et peu de choses pourront l'augmenter. Par conséquent, ces affections peuvent être très difficiles à traiter.

Toutes ces affections extrêmes et difficiles se produisent lorsqu'un tel seuil métabolique est dépassé.

Chapitre 1 – Questions d'étude

Allez dans un lieu public où vous pouvez voir une variété de gens. Examinez les différentes personnes et vérifiez si vous pouvez déterminer leur constitution par leur apparence et leurs mouvements. Voyez si des types similaires ont tendance à se regrouper.

1. Pourquoi l'analyse constitutionnelle (Prakriti) est-elle si importante en Ayurvéda ?

2. Quels sont les sept types de base de la constitution ayurvédique selon la prédominance des trois Doshas ?

3. Citez quelques facteurs les plus importants pour déterminer la constitution ?

4. Pourquoi est-il si important de constater la force ou la faiblesse des types ?

5. Quelles sont les huit constitutions difficiles ?

6. Pourquoi sont-elles difficiles à traiter ?

Chapitre 2
Prakriti et Psychologie

Prakriti et Psychologie

La nature mentale ou psychologique reflète en général les Doshas tels qu'ils sont indiqués ci-après. La fonction physiologique des trois Doshas fournit la structure et la base pour que la psychologie fonctionne. Par conséquent la Prakriti du corps a tendance à influencer la Prakriti du mental également. On peut se représenter cela comme l'esprit déposé dans un bol, qui représente la structure physique et qui est constituée des trois Doshas. Il y a un transfert des qualités (les 20 Gunas) de la structure vers la psychologie. Voir l'illustration ci-dessous.

La Psychologie Vata

Les individus possédant un type physique Vata, auront généralement un type mental Vata. Ils ont un esprit souple mais erratique. Ils sont rapides à percevoir les choses et à réagir mais ils ne sont pas toujours constants dans leurs opinions. Ils peuvent avoir des opinions très

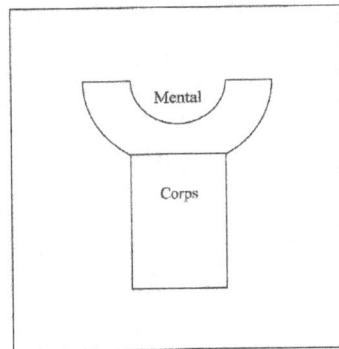

précises ou très superficielles. Ils ont beaucoup d'idées, beaucoup d'imagination mais ont tendance à manquer de sens pratique et peuvent souvent être abusés par des menaces ou des promesses. Leur intellect est souvent bien développé avec une bonne compréhension. Ils sont souvent capables de développer la partie abstraite et philosophique de l'esprit lorsqu'ils contrôlent davantage leur mental.

Un mental Vata est bon pour obtenir des informations et pour les oublier ensuite. Il est rapide pour s'attacher et pour se détacher à la fois, rapide pour devenir émotionnel et pour exprimer ses émotions, ainsi que pour les oublier. Il n'aura pas beaucoup de courage ni d'audace et aura tendance à être lâche. Cependant, il devient rarement vindicatif et rejette généralement la responsabilité sur lui.

Il a généralement une nature assez solitaire et n'a pas beaucoup d'amis intimes. Cependant, il est disposé à former des amitiés avec les personnes extérieures à sa sphère sociale ou à son groupe d'âge et il peut avoir de nombreuses connaissances superficielles. Il ne fait pas un bon dirigeant mais il ne fait pas non plus un bon serviteur ni un bon disciple. Il n'est pas très matérialiste et il n'est pas très intéressé par l'accumulation de biens ou d'argent. Il dépense souvent son argent rapidement et facilement mais il peut aussi en gagner rapidement et facilement.

La personne Vata peut être très créative, imaginative et novatrice. Le type Vata est excellent dans toutes les formes de pensée ou de créativité abstraite. Mais il peut avoir des problèmes dans sa vie pratique. Le « professeur à l'esprit absent » est un type typiquement Vata ayant une inclination scientifique. Ces types donnent de bons artistes dans tous les domaines de la créativité. Ils sont excellents en communication et aiment généralement parler ou travailler dans les secteurs des communications.

Ils sont les plus spontanés et flexibles de tous les types. C'est une de leurs qualités. Ils aiment voyager et le changement. En fait, ils prospèrent dans le changement et changeront les choses juste par goût du changement — même quand cela peut paraître infaisable. Ils peuvent être très intuitifs.

Ces types sont souvent brillants intellectuellement et dotés d'un esprit très rapide. Encore que leur mémoire n'est généralement pas si performante. Ils se sentent plus concernés par le court terme et pas très intéressés par le long terme. Ils sont les moins conformistes des trois types. Ils peuvent vivre en marge de la société, même s'ils peuvent être sociables et sympathiques. Ils font de piètres meneurs et même, de pires disciples ou partisans encore. Ils peuvent être des hommes ou des femmes du monde et aimer être en société, quoique d'une manière superficielle avec peu de vrais amis.

Dans un état de déséquilibre, Vata souffre de soucis, d'anxiété, de tension nerveuse, de dépression nerveuse, de peur et de dépression. Il est le plus sensible de tous les types et est ainsi plus sujet au stress ou aux problèmes du système nerveux. Ces types sont les plus enclins à la perversion, voire à la dépravation. Ils peuvent aussi devenir dépendants plus facilement que les autres types. La dépendance peut toucher tous les types mais plus fréquemment le type Vata car ils sont les plus sensibles et peuvent facilement tomber sous la domination émotionnelle ou physique – à travers une personne ou une substance.

La Psychologie Pitta

Les personnes qui ont une nature physique Pitta, auront tendance à avoir un type mental Pitta. Elles sont déterminées, éloquentes, convaincantes et généralement réussissent à faire entendre leur point de vue ou à dominer les autres avec leurs idées ou leur volonté. Elles deviennent souvent suffisantes, parfois fanatiques. Elles ont souvent une forte volonté, ont beaucoup de dignité et font de bons dirigeants. Elles sont ambitieuses, ont de grands buts dans la vie et travaillent dur pour les atteindre.

Alors qu'ils sont serviables et aimables envers leurs amis et leurs disciples, les types Pitta ont tendance à être impitoyables envers leurs opposants. Ils sont intrépides, aventureux, audacieux et téméraires et aiment le danger et les défis. Ils sont inventifs, ingénieux, et possèdent souvent des compétences mécaniques. Ils aiment l'utilisation et l'expression de l'énergie et de la technologie.

Leur mémoire est tranchante et non sentimentale. Ils ont beaucoup de clarté mais manquent de compassion.

Le type Pitta est le plus résolu et axé sur un objectif de tous les types. Il fait rarement quelque chose sans avoir un but précis. Même la relaxation ou la pratique de sports est d'une manière ou d'une autre, soutenue par une bonne raison. Alors que le fait de comprendre et de se concentrer sur des objectifs est sans nul doute important dans la vie, cela a tendance à devenir une obsession pour ces types.

Généralement, leur motivation n'est pas orientée vers l'argent mais plutôt vers le pouvoir et le contrôle. Un type Pitta plus développé est tourné vers la compréhension des choses et la connaissance. Ils sont les plus motivés de tous les types. S'ils sont dans l'incapacité de poursuivre un but ou un objectif, ils tombent dans la frustration et sont malheureux. Ils ont besoin d'avoir des violons d'Ingres et des intérêts en dehors de leur profession au risque de se faire dévorer par leur travail.

Etant donné que par nature, la condition Pitta contrôle la transformation de la matière, ces types sont doués pour initier des évènements. Ils sont de bons entrepreneurs et aiment généralement les positions de responsabilité. Quelle que soit la situation, ces types vont graviter autour du pouvoir ou des postes dans lesquels ils pourront exercer leur autorité. Ils sont rarement satisfaits de suivre ou de servir, à moins qu'ils respectent la personne ou le système pour lequel ils travaillent.

Quelquefois, ils s'entourent eux-mêmes de personnes moins intelligentes ou plus serviles qu'eux-mêmes pour diriger les autres et développer leur ego. Chez les types Pitta les plus éclairés, cette même qualité devient serviable et humanitaire. Une telle personne Pitta fait un bon professeur, dirigeant ou bénévole. On les trouve souvent dans des fonctions tournées vers l'humanitaire aussi bien que chez les travailleurs sociaux, d'assistance et dans les professions médicales. Il y a aussi les types Pitta absorbés par une quête de connaissance et de compréhension. Dans ce sens, ils peuvent devenir de bons psychiatres ou psychothérapeutes.

Dans un état de déséquilibre, les types Pitta peuvent devenir agressifs et directifs. Ils sont logiques, critiques et perspicaces. Ils se sentent facilement frustrés pour un oui ou pour un non, ce qui peut les mettre en colère, les rendre irritables ou jaloux. Ils ont des émotions « ardentes » et ont un peu de difficulté à exprimer ce qu'ils ressentent. Encore que cela se manifeste rarement d'une manière constructive. Ils ont plutôt tendance à exploser puis à rassembler les morceaux ensuite. Normalement, le type Pitta contrôle généralement la relation du couple, parfois d'une manière passive-agressive.

La Psychologie Kapha

Ceux qui ont une constitution Kapha ont tendance à avoir un type mental Kapha. Ils ont tendance à avoir beaucoup d'amis et à être très proches de leur famille, leur communauté, leur culture, leur religion et leur pays. Cependant, ils peuvent être fermés sur ce qui ne touche pas leur domaine d'activités habituelles, et ils ont tendance à être méfiants envers les étrangers. Ils voyagent moins et sont heureux chez eux. Ils sont aimables, prévenants et loyaux, mais ils s'attachent facilement à presque tout et il leur est difficile de laisser tomber le passé. Alors qu'ils dispensent facilement leur affection, ils sont également lents à exprimer leurs émotions négatives, en particulier la colère.

Leur mental est stable et prudent mais ils ont besoin de temps pour examiner les choses correctement. Il leur est difficile de comprendre les idées abstraites et apprennent mieux avec des choses pratiques. Ils ne sont pas toujours sensibles ni perspicaces, mais sont rarement négatifs, insolents ou critiques. Ils peuvent prendre de la place et aiment s'approprier les choses. Par conséquent, ils accumulent des biens et donnent de la valeur aux objets et ressources matérielles.

Psychologiquement, ces personnes sont soucieuses de confort et de sécurité. Cette inclination tend à se refléter dans tout ce qui touche à leur vie. Dans un sens positif, cela produit un type Kapha soucieux de prendre soin, de nourrir et de subvenir aux besoins de son entourage. Le côté négatif pouvant développer une personne de pouvoir, un type cupide réticent à partager un morceau de pain à moins qu'il ne lui ait été payé.

Ces deux extrêmes reflètent le besoin fondamental, le désir aussi, de sécurité. Emotionnellement, l'amour est également une forme de sécurité. D'où la tendance éventuelle, chez ces personnes, à l'obsession de se sentir aimées. Cela peut amener à des émois sentimentaux, et romantiques ou avoir un parfum de névrose. Rappelons que chacun d'entre nous étant constitué jusqu'à un certain point des trois types, nous sommes tous à même de traverser des périodes d'extrême romantisme. Le type Kapha est le plus concerné par les relations sentimentales et l'amour en général. Cela peut se produire dans un contexte social ou familial et développer un parfum de névrose, mais aussi refléter tout bonnement l'aspect le plus bas, voir négatif de ce type.

Les types Kapha ont souvent tendance à remplacer l'amour par la nourriture. Lorsque la relation amoureuse fait défaut, c'est la nourriture qui devient anormalement importante, en tant que symbole d'amour et forme concrète de réconfort. Il se peut aussi qu'une personne se sentant inférieure ou mal aimée prenne énormément de poids pour se donner plus de présence parmi les autres. Ces types peuvent aussi manger abusivement pour combler un besoin de sécurité qui se matérialise alors par la nourriture. Et parce que leur métabolisme est le moins capable d'assimiler des quantités excessives de nourriture, ils grossissent précisément à cause de cette tendance psychologique.

Ils sont forts et constants dans leurs efforts autant que vis à vis de leurs objectifs ou dans leurs relations à l'autre, et font de bons partenaires ou employés. Ils ont tendance à aimer et à être proches des membres de leur famille aussi que de leurs amis. Ils ne sont pas très ouverts au changement d'aucune sorte et prennent le temps avant d'aller vers les autres, hormis leur cercle familial ou amical immédiat. Ils ont en revanche les relations les plus intenses des trois types.

Mentalement, ils sont un peu plus lents que les autres types – pas moins intelligents – mais plus lents. Ils aiment prendre le temps de la réflexion et laisser mûrir leur pensée avant d'arriver à une conclusion. Ils ne prennent pas de décisions irréfléchies même si on les y pousse. Généralement, plus vous essayez de pousser une personne Kapha, moins elle bougera. Ils sont plus accessibles par la voie de l'amour et de la compréhension. Il peut être nécessaire d'être ferme, voire énergique, avec les types Kapha afin de les obliger à perdre leurs mauvaises habitudes ou pour les aider à changer.

Dans un état de déséquilibre, Kapha a tendance au désir, au romantisme, et à la sensibilité, ou dans son aspect négatif, à l'avidité, et au désir matériel. Il a des difficultés à changer et à s'adapter. Il peut être lent à répondre, conservateur, timide et obéissant. Si c'est nécessaire, un type Kapha peut être manipulateur pour contrôler ses relations ; ils peuvent être très résistants et obstinés.

Résumé

L'Ayurvéda classique indique que quel que soit votre type constitutionnel, les hommes ont plus de dominantes Pitta, et les femmes, plus de traits Kapha mentalement. C'est juste une généralité qui montre que le côté plus féminin, attentif et réceptif par nature est le type Kapha pour les femmes. Les hommes ont tendance à être plus agressifs et axés sur leur objectif, ce qui démontre l'aspect dynamique ou la nature du type Pitta.

Durant les différents moments de la journée, il est normal que chacun évolue émotionnellement à travers les différents types, chacun reflétant certains aspects de la nature humaine ; ainsi, nous aurons tendance à tous les ressentir à certains moments de la journée ou de la semaine. Ce que nous essayons d'établir est d'identifier la dominante de votre nature. Par exemple, pendant la journée je prépare mes enfants pour l'école – les nourris, les habille et les accompagne jusqu'au bus. Toutes ces actions et émotions sont de nature Kapha. Ensuite, je vais travailler pour vendre des chaussures et évolue vers mes émotions et actions Pitta. Peut-être, ai-je une inspiration sur la façon de vendre plus de chaussures, ce qui reflète le côté créatif de la psychologie Vata. Puis, je reviens à la maison vers mon conjoint et me sens romantique ou passionné, ayant alors des émotions de type Kapha et Pitta. Et juste avant de m'endormir, me vient une idée pour redécorer le salon, soit une inspiration Vata.

Il faut également garder à l'esprit que n'importe quel type peut être positif ou négatif, selon son propre choix. Cela dépend en effet de vous, de choisir de développer les caractéristiques les meilleures ou les pires de votre type constitutionnel. Cela n'est pas fixé génétiquement. Cela dépend de vous d'être un criminel ou de travailler dans l'humanitaire. De la même manière, vous pouvez choisir de bien manger ou d'avaler n'importe quoi. Quel que soit votre constitution, vous avez la possibilité d'organiser et de contrôler votre vie – seulement à partir de maintenant vous allez être en mesure de travailler avec votre vraie nature – quelle qu'elle soit – et non pas de vous battre contre vous-même.

Variations de types mentaux et physiques

Il est rare de trouver des exceptions à cette correspondance de types physiques et psychologiques. Mais, la nature possède de nombreuses façons différentes de créer des êtres humains et tout type de variété possible doit se manifester. Si nous appliquons l'Ayurvéda de manière trop rigide, notre approche peut devenir naïve psychologiquement.

L'esprit est également très facilement perturbé par le processus des maladies et pas toujours en accord avec la maladie. En général, toutes les maladies nous font peur, et font remonter la peur essentielle de la mort et ainsi ont tendance à aggraver Vata ou à créer de l'anxiété dans l'esprit.

Lorsqu'il existe une différence entre la nature physique et mentale, nous devons faire attention à ne pas en aggraver une lorsque nous traitons l'autre. Nous devons donner les thérapies spécifiques pour l'esprit tout en prenant en considération l'état du mental. Nous devons apprendre à observer l'esprit directement.

Disposition mentale védique

Dans le système védique, la nature mentale est généralement jugée selon les Maha Gunas, ou attributs primordiaux de la nature (Prakriti) qui sont *Sattva*, *Rajas* et *Tamas*. Ils indiquent respectivement les traits mentaux de la lucidité, de la distraction et de la lourdeur d'esprit. Dans cette approche, nous donnons une importance secondaire aux Doshas. Ces qualités reflètent le niveau de développement de l'âme. Elles ne sont pas de simples tendances intellectuelles ni de simples types émotionnels. Elles nous montrent la sensibilité de l'esprit, son aptitude à percevoir la vérité et à agir en fonction de cela.

Avant d'entrer dans ce sujet, il est important de noter deux citations du Caraka Samhita :

« **Le Jiva est dépourvu de toute pathologie.** Il est la cause de la conscience à travers l'esprit et les sens. Il est éternel et observateur de toutes les activités. » CS.SU.1.56

« Vata, Pitta et Kapha sont la cause de toutes les pathologies du corps, **alors que Rajas et Tamas sont responsables des pathologies du mental.** » CS.SU.1.57

Ces citations sont extraites du premier chapitre de la section Sutrastana et jettent les bases de la santé et des maladies de l'Ayurveda en tant que système médical. Le sutra numéro 56 indique que notre essence, notre être, le Jivatman, est en bonne santé et n'est pas associé à aucune pathologie. Le sutra numéro 57 indique que deux des trois Maha Gunas, Rajas et Tamas provoquent les pathologies mentales.

Cela signifie que l'aspect fonctionnel de l'esprit ou de ce qui fonctionne dans le corps - notre psychologie - n'est PAS le Prakriti mental en soi. Il est plus lié à des facteurs de maladie (Vikriti) qu'à Prakriti. Qu'en est-il de l'autre guna, Sattva ? Pourquoi Caraka n'a-t-il pas énuméré Sattva comme facteur causal de la maladie ?

Nous trouvons l'explication à ceci dans Sutrasthana, Chapitre Huit :

« L'esprit transcende toutes les perceptions sensorielles. Il est connu sous le nom de Sattva. ..... » CS.SU.8.4

Ce sutra est très important car il établit une définition de l'esprit. Il dit que l'esprit ou la psychologie est antérieure à toute perception sensorielle du monde extérieur et transcende les sens. En d'autres termes, il existe avant les sens et n'est pas le résultat de la perception, mais plutôt la cause de la perception. Ce sutra établit également la définition de la psychologie (Manas) en tant que Sattvic par nature et donc en bonne santé.

En analysant les sutras 1.57 et 8.4, nous arrivons à deux conclusions :
1. Sattva = santé
2. L'esprit = Sattva

Notez qu'en sanscrit le mot « manas » peut signifier l'esprit en général - la psychologie - ou peut désigner une partie spécifique de l'esprit conditionnée par son association aux cinq sens et au monde extérieur. Cela signifie que l'esprit en général, ou la psychologie, est en bonne santé et équilibré par nature ; Sattva. Mais cela signifie aussi que la partie conditionnée de l'esprit (Manas), l'esprit subconscient (Chitta), l'intellect (Budhi) et le sens du « moi » ou de l'ego (Ahamkara) sont sujets aux maladies ou aux pathologies mentales.

En termes simples, cela signifie que l'esprit est pur et en bonne santé avant le conditionnement et l'interaction avec la vie en tant que bébé, enfant, adolescent et adulte. Telle est la définition de l'esprit au chapitre 8, sutra 4, qui dit que l'esprit est Sattva. Dans l'autre sutra, nous apprenons que les deux autres Maha Gunas Rajas et Tamas sont à l'origine d'une maladie mentale ou d'une détresse, essentiellement liée au conditionnement social.

Par conséquent, l'esprit Sattva ou la psychologie pure fait partie du prakriti mental. L'esprit conditionné crée des problèmes parce qu'il "recouvre" cet esprit pur (sattva) d'action (rajas) et d'obscurité (tamas). Ainsi, le mot vikriti signifie littéralement « ce qui couvre le prakriti ». Cela se traduit par une maladie, un déséquilibre ou une pathologie car il recouvre notre nature, ce qui, selon l'Ayurveda, est la santé.

Néanmoins, sachant cela, nous ne pouvons pas ignorer complètement la partie conditionnée de l'esprit lors de l'analyse mentale prakriti. Nous devons également juger les niveaux des gunas dans l'esprit et essayer de comprendre le conditionnement de base de la personne chez l'autre afin de juger correctement leur prakriti mental global. Si cela ne se réalisait pas, l'approche de l'Ayurveda serait superficielle ; ou même la vulgarisation de l'Ayurveda. Cela la réduirait d'un système médical mondial, ou d'une forme de médecine corps / esprit / esprit, à un système de jugement mécanique qui compartimente les gens. En tant que thérapeutes, nous devons donc examiner la totalité de l'esprit avec une vision objective afin de comprendre à quel point l'esprit psychologique pur, prakriti (sattva) a été recouvert par le conditionnement social. Ceci, bien sûr, n'est pas facile.

Le premier point à souligner est que les « gens normaux » (vous et moi) sommes tous un peu rajasiques et tamasiques psychologiquement parce que notre société est fondamentalement rajasique et tamasique. Il est normal que nous reflétions notre société et notre culture car ils sont responsables de la mise en forme de nos esprits. En théorie, si la culture était sattvique dans la nature, nos esprits resteraient sattviques.

Avant de poursuivre dans cette leçon, un autre point important à souligner est le concept des trois maha gunas dans la nature (Samkhya) et des trois gunas dans la psychologie humaine. Dans la création, les trois gunas sont tous positifs et importants. Voir le tableau ci-dessous :

Sankhya et les Trois Gunas

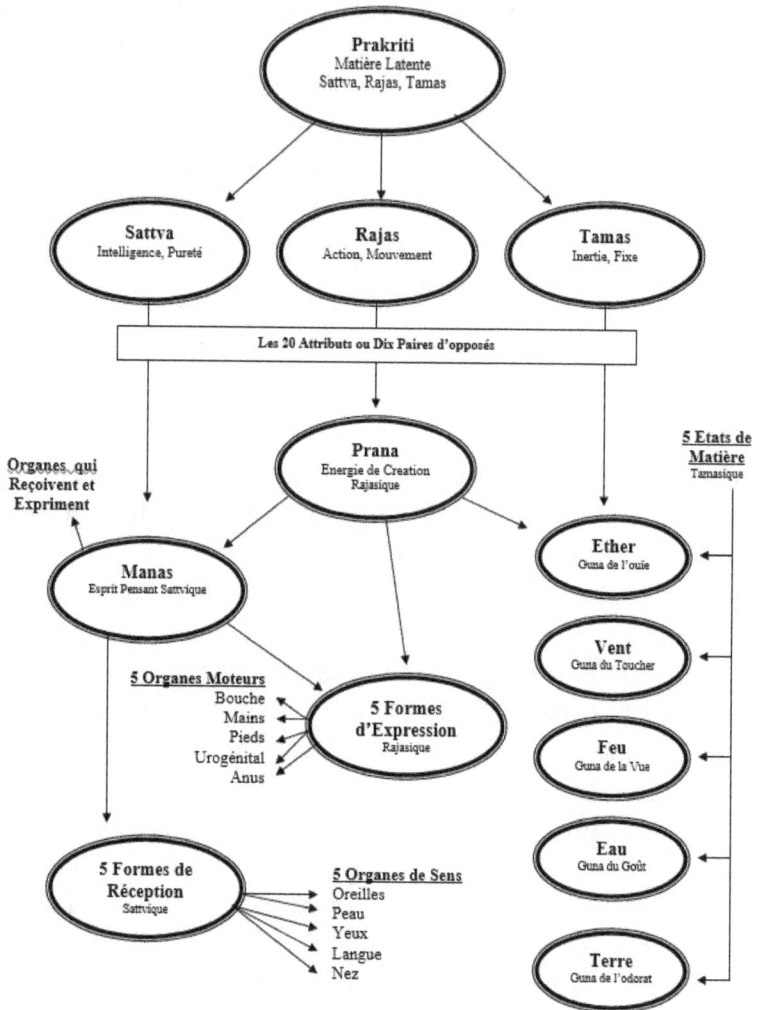

Comme on peut le voir sur la carte, les trois gunas sont les attributs du Prakriti cosmique. À travers Rajas, toute la création prend forme. Sous cette action créatrice de Rajas, Sattva forme l'esprit et les sens et Tamas les cinq éléments. Ainsi, la création est fondamentalement de nature rajasique et a besoin des trois gunas pour fonctionner correctement.

En termes de psychologie humaine, Caraka souligne que les règles sont maintenant différentes. Les gunas de rajas et de tamas ne sont plus bénéfiques car l'esprit est le domaine de Sattva - comme le montre le graphique. La psychologie ayurvédique considère donc les gunas sur un sous-niveau de la création, comme indiqué dans le tableau de la page 3. Caraka considère également que l'esprit est le royaume de sattva et que les deux autres gunas sont à l'origine de problèmes.

Dosha vs Guna

La question de Prakriti est souvent confondue entre doshas et gunas. Les dosha sont fixés à la naissance (conception) et ne changent pas au cours de la vie. Les gunas sont différents. Ils sont modifiables dès la naissance et nous donnent la liberté de « libre volonté » que nous, humains, chérissons avant tout.

La quantité de sattva, rajas et tamas que nous démontrons à la naissance dépend de trois facteurs :
1. Nos vasanas que le Jivatman apporte avec elle
2. La domination des guna chez nos parents
3. Notre environnement de la petite enfance

Nous pouvons cultiver ou développer les gunas par l'effort et l'entraînement. C'est à nous de choisir le genre de guna que nous choisissons de développer. Si nous ne faisons aucun effort pour changer notre domination du guna, nous nous adapterons à notre environnement. Ceci est connu en sanscrit comme nos associations. C'est une loi de la nature: «comme l'augmentation semblable», s'applique aussi bien à la psychologie qu'au domaine physique. Par conséquent, traîner dans un quartier violent avec des trafiquants de drogue et des meurtres augmentera les Rajas et les Tamas. En Inde, la pratique du Satsanga (sat = vérité + sanga = association) exploite ce mécanisme de résonance positive. Malheureusement, le mot satsang est désormais utilisé pour désigner tout idiot qui s'assoit sur une plate-forme et répète des paroles spirituelles. Sat signifie "vivre dans la vérité" dans la partie sattvique de l'esprit - avant le conditionnement.

Vous ne pouvez pas changer votre nature métabolique de base (prakriti). Cela signifie-t-il que nous sommes bloqués mentalement ? condamné aux caprices de notre dosha mental dominant ou doshas? Heureusement, la réponse est non, nous pouvons cultiver les qualités positives de l'un des trois doshas, tout comme les trois gunas. Tout comme nous pouvons créer un fonctionnement sain du vata, du pitta et du kapha au niveau physiologique (mouvement sain, digestion et cohésion), nous pouvons également cultiver les traits mentaux positifs des doshas. C'est fondamentalement le concept fondamental de la psychologie ayurvédique et yogique ; le développement du sattva dans l'esprit augmente les attributs positifs des trois doshas.

C'est là que les trois gunas entrent en jeu, notamment le rôle de sattva ou d'équilibre. Grâce à un effort conscient, nous pouvons cultiver les traits positifs des trois doshas. La chose principale à voir ici est que le contenu de nos esprits est un choix - nous pouvons cultiver des traits dosiques positifs de tous les doshas - mais cela nécessite un effort de notre part. Si nous ne faisons aucun effort, nous risquons de céder aux traits «négatifs» de nos doshas qui constituent le fondement du prakriti mental. La méthodologie de ce développement consiste à utiliser les trois gunas comme outil thérapeutique.

Voici un aperçu des gunas et de leurs principales qualités dans l'esprit humain :

Sattva donne : créativité, flexibilité compassion, gentillesse, ouverture, amour, compassion, intelligence, humanitaire, développement, directe

Rajas donne : dispersant, énergique, confus, indirect, agressif, motivé, en quête de buts, en colère, contrôlant, manipulateur, fanatique

Tamas donne : illusion, stupidité, stupidité, angles morts, manipulation, violent, trompeur, malhonnête, dépression, dégénérescence, pervers

Pour être très clair, Rajas + Tamas = violence et comportement violent. Rajas seul n'est pas assez « obscur » pour blesser des gens ou des choses et Tamas n'est pas assez "actif" pour nuire à autrui. Par conséquent, la société humaine a tendance à être violente en raison de la forte combinaison de Rajas et de Tamas.

Sattva

L'esprit (le mental) lui-même est appelé Sattva (lucidité), étant donné que c'est sa qualité fondamentale de clarté d'esprit qui permet à la perception de se produire. L'esprit est naturellement lucide et pur mais se trouble avec des pensées et des émotions négatives. Sattva est la nature divine ou sainte. Lorsqu'il est pur, il produit l'illumination et la réalisation du Soi. Il conduit à l'intériorisation de l'esprit, au mouvement vers l'intérieur de la conscience et à l'unification de la tête et du cœur.

Rajas

Rajas est la distraction ou l'agitation dans l'esprit qui nous fait regarder vers l'extérieur et rechercher la réalisation dans le monde externe. C'est l'esprit agité par le désir qui provoque la peur lorsqu'il est frustré. Rajas c'est lorsque nos pensées et nos rêves sont troublés. Cela inclut l'obstination, la manipulation et l'ego. Cela implique la recherche du pouvoir, la stimulation et le divertissement. Lorsqu'il est en excès, il crée une nature démoniaque (asurique).

Tamas

Tamas est la lourdeur d'esprit et l'incapacité à percevoir. C'est l'esprit troublé par l'ignorance et la peur. Tamas crée la paresse, le sommeil et l'inattention. Il implique le manque d'aptitudes mentales, l'insensibilité et un mental dominé par les forces externes ou subconscientes. Tamas crée une nature servile ou animale.

Les trois Gunas et les trois Doshas

Il y a eu des tentatives pour essayer de faire correspondre les trois Doshas avec ces trois qualités primordiales ou Gunas. Nous les retrouvons dans diverses thèses traditionnelles sur l'Ayurvéda. Elles paraissent souvent simplistes :

Dans un des systèmes, Kapha (l'eau) est supposé être sattvique, Pitta (le feu) rajasique et Vata (l'air), tamasique. La raison est que les types Kapha ont tendance à être les plus doux et calmes, les types Pitta ont tendance à être les plus agressifs et les types Vata les plus changeants et les plus autodestructeurs.

Dans un autre système, Pitta est supposé être sattvique, Vata rajasique et Kapha, tamasique. C'est parce que Pitta possède la lumière, la perception et que ce type est en général plus intelligent. Vata a plus d'activités et de distractions mentales et Kapha a tendance à la léthargie et au trouble.

Cependant, un autre système considère Vata comme sattvique, Pitta comme rajasique et Kapha comme tamasique. Ceci est en rapport avec la densité des Doshas. Vata est le plus subtil, Kapha est plus brut et Pitta se situe entre les deux.

Nous pouvons utiliser ces systèmes en fonction de leurs aperçus respectifs mais nous ne devrions pas essayer de les appliquer de manière trop rigide. Il n'est pas mauvais (ni bon) d'appartenir à l'un de ces trois types de Dosha. Ce qui est important, c'est de fonctionner en accord avec les qualités supérieures de notre nature et chacun de nous possède la sienne qui est essentielle à l'ordre cosmique.

La différence des systèmes montre que les trois Gunas et les trois Doshas suivent une logique différente. En fait, n'importe quel Dosha peut correspondre à n'importe lequel des trois Gunas. Par conséquent, nous présentons ici une vue plus large, sans stéréotype contraignant.

Tendances aux maladies des trois Gunas

Toutes les maladies tendent à s'appuyer sur des facteurs psychologiques parce que l'esprit précède le corps dans l'ordre de la création. En particulier, les troubles mentaux sont généralement provoqués par une intelligence défaillante, ou par Sattva pollué.

Ceci provient d'une mauvaise éducation (un manque de valeurs morales ou éthiques dans l'éducation), faisant du tort aux autres, des excès de stimulation et de divertissements, de la malhonnêteté et des mensonges. Les facteurs physiques tels qu'une mauvaise alimentation, l'absorption de trop de sucre, de viande, de nourriture de mauvaise qualité peuvent également contribuer.

Sattva s'améliore par une éducation spirituelle, par des pratiques yogiques, par la méditation, la compassion, l'honnêteté, en passant du temps dans la nature, par des activités créatives, par un régime alimentaire sattvique et un style de vie en harmonie avec sa propre constitution.

Sattva

Les types sattviques sont ceux qui ont le moins de maladies. Leur nature est harmonieuse et adaptable. Ils favorisent l'équilibre et ont une paix d'esprit qui supprime la racine psychologique des maladies. Ils sont prévenants envers les autres, prennent soin d'eux-mêmes et sont les protecteurs de leur corps physique. Ils voient toute la vie comme une expérience d'apprentissage et essayent de voir le bon côté de chaque chose, y compris des maladies.

Rajas

Les types rajasiques ont souvent une bonne énergie mais ont tendance à s'épuiser par une activité excessive. Ils essayent d'en faire trop, ont trop d'attentes et se dépensent trop. Les symptômes de leurs maladies sont souvent aigus et un rétablissement est souvent possible avec des mesures curatives adéquates. Ils sont impatients et inconstants lorsqu'ils sont face à la maladie et ne désirent pas prendre le temps ou la responsabilité d'aller mieux. Ils accusent les autres de leurs affections et s'attendent à ce que les autres les soignent.

Tamas

Les types tamasiques ont davantage de maladies chroniques et des maladies provenant d'émotions réprimées, telles que le cancer. Leur énergie et leurs émotions ont tendance à stagner et ils sont souvent pris dans un système de négativité et d'autodestruction. Leur propre obscurité mentale est souvent ce qui bloque principalement leur possibilité d'améliorer leur condition. Leurs maladies ont tendance à être profondément ancrées, tenaces et difficiles à soigner. Ils ne recherchent pas le traitement adéquat et ont généralement une mauvaise hygiène et un régime alimentaire dévitalisé. Ils acceptent leur maladie comme étant leur destin et ne profitent pas des méthodes susceptibles de les soigner.

Les trois types mentaux et les trois Doshas

Une autre méthode pour équilibrer les trois Doshas est de déplacer leurs aspects tamasique et rajasique et d'aller vers leur aspect sattvique (spirituel). En général, il n'est pas possible de transcender son Dosha prédominant mais nous pouvons nous diriger vers les niveaux les plus élevés de fonctionnement. Par exemple, un type Kapha peut aller de l'avidité, qui est une émotion tamasique ou rajasique, à la dévotion, qui est une émotion sattvique, transformant ainsi une tendance maladive émotionnelle en une puissance de santé et d'illumination.

En combinant les trois qualités et les trois Doshas, une image émerge selon le développement mental des êtres humains. Chaque Dosha est divisé selon les trois qualités. Nous savons qu'aucun Dosha n'est meilleur qu'un autre en terme de nature mentale. Les qualités varient mais il existe des aspects supérieurs ou inférieurs dans chaque type.

Nous devons également examiner notre constitution mentale selon la proportion des trois qualités que nous retrouvons en nous-mêmes. Cela nous donne une meilleure idée de la façon d'améliorer notre mental et d'équilibrer notre tendance à la maladie par le Yoga, et en cultivant son caractère.

La plupart d'entre nous possédons ces trois qualités mentales à divers degrés, de même que nous possédons tous les trois Doshas. Sans Sattva, nous ne pourrions rien percevoir du tout. À nouveau, nous devrions vérifier leur proportion. Au sujet des qualités, nous devrions cependant tous faire des efforts pour arriver à Sattva.

Nous pouvons constater sept types mentaux différents pour chaque Dosha (comme les sept types de Dosha différents). Ce sont : un Pur Sattva, un Pur Rajas, un Pur Tamas, Sattva/Rajas, Sattva/Tamas, Rajas/Tamas et tous trois en proportions égales. Un Sattva entièrement pur (*Shuddha Sattva*) conduit à *Mosksha*.

Chaque individu devrait examiner ces traits mentaux et examiner quels sont ceux qui correspondent le mieux à leur nature. Ceux qui sont négatifs, tels que les habitudes entraînant les maladies, doivent être diminués par des mesures curatives appropriées : la méditation, les prières, les mantras, les Pujas, ou diverses autres formes d'introspection, ou bien s'en remettre au Divin.

Nous devrions prendre en considération que de nos jours, notre culture est très rajasique, fortement déséquilibrée, perturbée, hyperactive et excessivement stimulée. Par conséquent, des traits rajasiques peuvent provenir davantage des circonstances plutôt que d'être une indication de notre propre disposition.

Nature mentale Vata

Sattvique (harmonieuse)

Énergique, adaptable, flexible, rapide à comprendre, bonne communication, bon sentiment humain, puissante énergie de guérison, fort enthousiasme, esprit positif, aptitude à commencer les choses, bonne aptitude pour un changement positif et pour le mouvement.

Rajasique (déséquilibrée)

Indécis, peu fiable, hyperactif, agité, volatile, nerveux, déséquilibré, distrait, anxieux, bavard, superficiel, bruyant, perturbateur, mauvais enthousiasme, excitable.

Tamasique (obscure)
Peureux, servile, malhonnête, secret, déprimé, auto-destructeur, toxicomane, enclin aux perversions sexuelles, déséquilibré mentalement, suicidaire.

Nature mentale Pitta
Sattvique (harmonieuse)
Intelligent, clair, perceptif, éclairé, judicieux, de bonne volonté, indépendant, chaleureux, amical, courageux, bon guide et bon dirigeant.

Rajasique (déséquilibrée)
Obstiné, impulsif, ambitieux, agressif, dirigeant, critique, dominant, manipulateur, colérique, courroucé, téméraire, fier, vaniteux.

Tamasique (obscure)
Odieux, infâme, vindicatif, violent, destructeur, psychopathe, criminel, trafiquant, personnage de la pègre.

Nature mentale Kapha
Sattvique (harmonieuse)
Calme, paisible, satisfait, stable, constant, loyal, aimant, compatissant, indulgent, dévoué, réceptif, généreux, d'un grand soutien, ayant une forte foi.

Rajasique (déséquilibrée)
Dirigeant, attaché, avide, concupiscent, matérialiste, sentimental, besoin de sécurité, recherche le confort et le luxe.

Tamasique (obscure)
Lourdeur d'esprit, brutal, léthargie, déprimé, apathique, paresseux, vulgaire, compréhension lente, insensible, manipulateur, commet des vols et contrôle les autres.

Fondamentalement, la domination du guna dans l'esprit s'appelle le contenu ou « objets » de l'esprit. Caraka dit dans ce sutra :

« L'esprit transcende toutes les perceptions sensorielles. Il est connu sous le nom de Sattva. Son action est déterminée par son contact avec Jiva et les objets qui y résident (bonheur, misère, etc.). Ainsi, l'esprit dicte toutes les perceptions sensorielles. » CS.SU.8.4

Par conséquent, ce que nous retenons dans l'esprit est fondamentalement le reflet de la domination du guna. Par exemple, si je suis déprimé la plupart du temps, cela reflète une domination du tamas guna. Cette tendance à la dépression affecte principalement les types Kapha, mais ce tamas guna peut créer une dépression dans n'importe quel type - vata ou pitta - en raison de l'absence de mouvement. Le tableau ci-dessus peut donc être indicatif et non définitif.

Nous verrons comment l'esprit deviendra conditionné dans une leçon future car cela relève davantage de la psychologie clinique. Pour plus d'informations à ce sujet, veuillez consulter 'La psychologie de la transformation du yoga' (à partir du matériel de lecture préliminaire) qui donne une discussion approfondie sur les principes de sattva, rajas et tamas en relation avec la psychologie.

Conclusion

Le prakriti mental est pur par nature (sattva) et est modifié par les rajas et les tamas qui posent des problèmes à la psychologie humaine. L'esprit conditionné est le résultat du Jiva, des parents et de la société qui utilisent les rajas et les tamas pour « couvrir » les états naturels de l'esprit. Dans l'analyse ayurvédique du prakriti mental, il est important de comprendre le conditionnement de base du patient (culture, religion, etc.), car cela établit l'orientation dosique de l'esprit. En d'autres termes, les gunas (conditionnement) donnent leurs qualités au dosha prakriti dans l'esprit ; par exemple. vata-sattva, vata-rajas ou vata-tamas.

Cette compréhension est nécessaire pour aider un patient à surmonter ses problèmes et pour déterminer quelles thérapies il pourra suivre seul à la maison. Rappelez-vous que nous sommes tous essentiellement dominés par les Rajas et les Tamas et que, par nos propres efforts, nous augmentons le nombre de sattva afin de pouvoir réduire et équilibrer les aspects difficiles des deux autres gunas.

Chapitre 2 - Questions d'étude

De manière similaire que pour les qualités physiques, examinez les qualités mentales de votre nature constante ainsi que celle des autres. Essayez d'examiner les attitudes mentales de Vata, Pitta et Kapha. Essayez d'examiner les attitudes mentales et les valeurs sattviques, rajasiques et tamasiques.

1. Comment les Doshas sont-ils utilisés dans les troubles psychologiques ?

2. Pourquoi les trois Gunas sont-ils utilisés à la place des trois Doshas pour déterminer la nature mentale et spirituelle ?

3. Pourquoi le développement de Sattva dans le mental est-il si important ?

4. Pourquoi est-il si important de juger à la fois les qualités et les Doshas dominants dans le mental ?

5. Pourquoi est-il utile de chercher à développer le côté sattvique de notre constitution ?

6. Comment feriez-vous pour évaluer les Doshas et les qualités dominantes dans notre culture d'aujourd'hui ?

7. Pourquoi est-il nécessaire de considérer à la fois les Gunas et les Doshas d'une personne ?

8. Qu'est-ce qui différencie la constitution mentale Vata de Sattva, Rajas et Tamas ?

9. Qu'est-ce qui différencie la constitution mentale Pitta de Sattva, Rajas et Tamas ?

10. Qu'est-ce qui différencie la constitution mentale Kapha de Sattva, Rajas et Tamas ?

Vaidya Atreya Smith

Chapitre 3
Le Diagnostic de Prakriti

L'un des concepts le plus mal compris en Ayurvéda est qu'un praticien doit déterminer immédiatement la Prakriti du patient. Le diagnostic ayurvédique est principalement concerné par la fonction des trois Doshas. Ainsi, toutes les méthodes de diagnostic considèrent à la fois l'équilibre et les troubles du corps comme un excès des trois Doshas. Par conséquent, chaque personne est considérée en tant qu'individu et non en tant que statistique moyenne. En plus de cette approche individualisée, la réalité pratique est que les Doshas augmentent et se « recouvrent » entre eux, rendant ainsi la tâche de la détermination de Prakriti difficile voire impossible.

Veuillez noter qu'il y a deux types de diagnostics en médecine ayurvédique :
- La détermination de la constitution ou du type natal de la personne
  (Prakriti pariksha)
- La détermination du déséquilibre ou de maladie de la personne
  (Vikriti pariksha)

Chacun de ces diagnostics représente une approche différente en Ayurvéda. La première est concernée par la constitution de toute la vie ou Prakriti. La seconde correspond à tout déséquilibre temporaire ou état de maladie passant sur la constitution natale. Cela s'appelle *Vikriti* en Ayurvéda – signifiant littéralement ce qui « recouvre la Prakriti ». Elle peut être aussi simple que la fatigue, un rhume ordinaire ou un cancer sévère. Le sujet concernant Vikriti sera étudié après la pathologie. La Prakriti fait partie de la fonction normale du corps et fait partie de l'Anatomie et de la Physiologie parce qu'elle contrôle ces deux sciences directement.

Souvenez-vous de la citation de Caraka :

« Le Dosha, un ou plusieurs, qui *prédomine* dans ces facteurs, s'attache au fœtus, et est connu sous le nom de Dosaprakriti (constitution physique ou doshique). » CS.VIM.8.95

Caraka emploie clairement le mot « prédomine » lorsqu'il mentionne la Prakriti. Lorsqu'on commence *Prakriti Pariksha*, il est important de garder à l'esprit que tous les trois Doshas sont dans le corps et que chacun joue son rôle physiologique pour faire fonctionner le corps. Ainsi, le praticien peut « trouver » tous les trois Doshas dans chaque personne qu'il essaye de diagnostiquer. Par conséquent, la clé permettant d'éviter la confusion lors de la détermination de Prakriti est de rechercher le Dosha « dominant », tout en sachant que les autres Doshas sont présents et jouent leur rôle physiologique.

C'est la raison principale pour laquelle l'Ayurvéda traditionnel étudie l'Anatomie et la Physiologie avant d'étudier la Prakriti. En suivant ce processus, l'étudiant n'est pas déconcerté par le concept de Prakriti parce qu'elle n'est qu'un simple reflet des aspects fonctionnels du métabolisme ou de la physiologie.

Comment éviter les erreurs de diagnostic de la Prakriti

Bien que les règles de base pour déterminer la Prakriti s'applique à tous, de même les trois Doshas existent dans le corps humain. Cela rend très difficile de déterminer quel Dosha domine le métabolisme au cours de sa vie. Afin d'éviter les erreurs de diagnostic, nous devons être conscients de certains préjugés fondamentaux qui influencent nos observations. Ces préjugés courants sont examinés ci-dessous.

Les préjugés de Prakriti

Le risque, en tant que praticiens, est que nous sommes familiarisés avec notre Prakriti et que nous n'arrivons pas à voir ce qui est unique chez le patient. Par exemple, si le praticien est de type Pitta, il aura tendance à voir plus d'attributs Pitta chez le patient. En étant conscient de cette tendance, nous diminuons ce penchant à projeter la Prakriti natale de l'observateur sur le patient qui est observé. Il n'est pas rare que des nouveaux praticiens diagnostiquent la plupart de leurs premiers patients avec la même Prakriti que la leur. C'est une bonne idée de relire les 100 premières études de cas de nos patients pour vérifier si une telle configuration est présente.

Un autre aspect d'idée préconçue de Prakriti concerne la communauté dans laquelle vie la personne. Par exemple, si le praticien a commencé sa pratique ayurvédique près d'une communauté de Yoga Ashtanga, elle aura tendance à attirer une foule de types Vata ou Pitta, et moins de types Kapha (les Kapha ayant tendance à éviter les pratiques de yoga dynamiques). Ou bien, il peut également obtenir des références de plusieurs clients, ce qui conduit à avoir un grand nombre de patients d'une profession qui attire une certaine typologie ; c'est ce qui m'est arrivé à Paris dans les années 1990 lorsque la majorité de mes patients travaillaient dans le secteur de la mode.

Mon expérience clinique m'a montré qu'environ 60% de la population est de type mixte ou double et que les autres 40% sont des types purs. Les textes classiques indiquent que les types purs sont moins communs que les types mixtes. Mes vingt-cinq ans d'expérience soutiennent ce point de vue.

Le préjugé de Prakriti peut aussi concerner les préférences culturelles. En Inde, les types Kapha sont les plus appréciés. En Occident, les types Pitta /Vata sont les plus estimés. Dans l'industrie de la mode, les types Vata sont appréciés, etc. Ceci est à prendre en compte, car quel que soit le conditionnement culturel, cela affectera le jugement de la Prakriti des autres personnes.

Les préjugés de race

La morphologie, la couleur de la peau et le type de cheveux varie entre les différentes races. Les peuples africains ont la peau foncée et de grandes lèvres bien remplies. Les Japonais ont des traits plus ronds et la peau pâle. Si nous ne prenons pas cet élément en compte, cela peut entraîner des erreurs dans la détermination de la Prakriti lorsque nous travaillons avec des peuples de races différentes. Pour éviter les préjugés de race, cela requiert d'être familiarisé, dans une certaine mesure, avec les nuances de chaque peuple avec laquelle nous travaillons. De nos jours, c'est une préoccupation pratique dans notre monde moderne où les mariages interculturels et interraciaux sont courants.

Les préjugés de sexe

Les hommes ont tendance à avoir un appétit légèrement plus grand que les femmes et ont souvent un métabolisme légèrement plus chaud que les femmes en général. Psychologiquement, les hommes tendant à être plus « feu » tandis que les femmes sont plus « eau ». Cela signifie que les hommes tendent à exprimer un peu plus de traits de Pitta Dosha comparés aux femmes, qui expriment un peu plus de traits de Kapha Dosha. C'est une généralisation, mais il est important de ne pas comparer deux personnes de sexe opposé lorsque nous essayons de déterminer leur Prakriti.

Les préjugés de l'âge

Un autre facteur à garder à l'esprit lorsque nous déterminons la Prakriti est l'âge. Les Doshas sont modifiés avec l'âge et suivent une logique qui sera expliquée plus tard dans la leçon sur la pathologie. Pour simplifier, cela signifie que les enfants expriment relativement plus de Kapha Dosha ; les adultes plus de Pitta Dosha, et les personnes âgées plus de Vata Dosha. Il faut bien prendre en compte ce facteur. A nouveau, la solution pour éviter les préjugés de l'âge, c'est de connaître ce qui est normal pour chaque groupe d'âge.

Les préjugés génétiques

Un préjugé génétique reflète les antécédents génétiques d'un individu. Certains auteurs écrivent que les personnes Vata sont soit plutôt grandes ou petites, et que les personnes Pitta sont de taille moyenne, et que les personnes Kapha sont de moyennes à petites. Ce point de vue peut être vrai, toutefois, il n'est pas toujours fiable. La taille tend à suivre la génétique, ce qui signifie que si le patient vient d'une lignée de parents grands, il y aura plus de chance qu'il soit grand, *indépendamment de sa Prakriti*. Ainsi, lorsque nous déterminons les attributs physiques d'une personne – tels que la longueur de leur nez – essayez de l'évaluer *par rapport à la personne* plutôt que par une mesure empirique comparée à la moyenne pour toutes les personnes. En ce qui concerne l'observation de la structure et de la forme, c'est un concept important ; nous recherchons les proportions et la forme (la longueur versus la hauteur) plutôt que la mesure empirique. Par exemple, au lieu de mesurer la longueur des doigts et de dire « ceux-ci sont longs parce qu'ils mesurent tant de centimètres de long », il est préférable de dire « ces doigts sont longs car comparés à leur épaisseur, ils sont proportionnellement longs ».

Conseils sur la façon d'établir un diagnostic

Le véritable problème en diagnostic est qu'il est 100% subjectif. Cela signifie que le praticien en train d'établir un diagnostic pour un patient n'est pas objectif ; il ne peut pas l'être. La raison est que le praticien doit utiliser ses sens pour suivre la procédure de diagnostic. Les sens reçoivent les informations et les traitent à l'aide de l'esprit conditionné (*Manas*) et de l'intellect (*Budhi*). Cela crée un autre préjugé, le préjugé de la subjectivité, qu'il est impossible d'éviter mais qu'il est possible de minimiser. Ainsi, il est extrêmement important d'apprendre à réduire cette manière de rassembler et de traiter les informations ou les connaissances.

Caraka énonce les points suivants concernant le diagnostic et l'acquisition de la connaissance en général :

« Tout peut être divisé en deux catégories, vraie ou fausse. Celles-ci peuvent être examinées en ayant recours à l'une des quatre méthodes suivantes :

1) La déclaration d'un sage (*Rishi*) qui fait autorité,
2) La perception directe,
3) L'inférence (déduction),
4) Le raisonnement. »
CS.SU.11.17

C'est un concept important à saisir avant de commencer à établir le diagnostic de Prakriti. Caraka nous enseigne à comprendre comment s'obtient la connaissance et comment juger la valeur de cette connaissance, en réduisant par conséquent la subjectivité. Une fois cela acquis, le diagnostic est plus près de la réalité du patient et moins influencé par le psychisme du praticien.

Définition d'un Sage qui fait autorité :

« Ces personnes illuminées absolument libérées des prédominances de Rajas et Tamas (c'est à dire, qui ont un esprit pur de Sattva) par la vertu du pouvoir de la pénitence ont obtenu la connaissance ininterrompue du Passé, Présent et Futur, sont connues sous le nom d'*Aptas*. » CS.SU.11.18

Les textes classiques d'Ayurvéda – le Caraka Samhita et le Sushruta Samhita – sont les transmissions des Sages ou Rishis. Ils sont considérés comme étant la connaissance la plus élevée en Ayurvéda. Lorsqu'un Rishi vivant est disponible, il est préférable de recevoir la connaissance directement de lui. Lorsque ce n'est pas possible, alors le texte ou les mots, ou des écrits de ces personnes sont considérés comme ayant le plus de valeur. Notez que la définition traditionnelle de l'illumination est l'absence de Rajas et de Tamas dans l'esprit ; et que cette personne a fait des efforts pour acquérir la connaissance. Cette connaissance est définie comme étant « continue et ininterrompue ». Ce qui signifie que le Rishi est établi de façon permanente dans un état de connaissance ; ce n'est pas un état transitoire de connaissance ordinaire qui nous quitte lorsque nous dormons. Le Rishi a une connaissance ininterrompue des trois états – le passé, le présent et le futur parce qu'il est établi dans le quatrième état appelé *Turiya*, ou ce qui est au-delà du quatrième état appelé *Turiyatita*. Ainsi, selon la tradition indienne, ce genre de connaissance est :

1) Très rare
2) Peut être fait confiance à 100%

Définition de la Perception Directe :

« La connaissance qui se manifeste instantanément comme résultat de la proximité du Jivatman, des organes de sens, de l'esprit, et des objets est connue en tant que *Pratyaksha* (perception directe). » CS.SU.11.20.

La perception directe est la meilleure forme de connaissance suivante. Veuillez noter la formulation du Sutra ci-dessus qui énonce : « La connaissance qui est instantanée… ». C'est la formulation-clé de la définition de la *Perception Directe* dans la tradition indienne. Toute connaissance se manifestant « instantanée » n'est pas influencée par le psychisme conditionné de la personne. Par conséquent, toute connaissance ou information provenant de la pensée ou de la réflexion n'est pas de la perception directe parce qu'elle a été modifiée par le psychisme. Ainsi, la signification de la Perception Directe est que c'est de la connaissance se manifestant à un esprit sattvique – en d'autres mots, l'esprit doit être sattvique afin d'obtenir la perception directe. En effet, la nature de Rajas et Tamas est de changer et modifier tout ce avec quoi ils entrent en contact.

Définition de l'Inférence :

« L'inférence (déduction) est précédée par la perception. Elle est de trois types et est liée au présent, passé et futur. Par exemple, le feu est la déduction de la fumée, les relations sexuelles de la grossesse ; ces deux aspects appartiennent respectivement au présent et au passé. On peut aussi déduire le fruit de la graine de l'arbre ; cet élément appartient à la déduction du futur. » CS.SU.11.21-22

L'inférence est basée sur la perception d'un objet. L'inférence est ancrée dans le temps, soit dans le présent, le passé ou le futur. Ainsi, avec cette forme de connaissance, nous sommes sous la domination de Rajas et Tamas qui contrôlent la psychologie humaine normale. *Ce qui signifie que la connaissance obtenue par l'inférence est subjective parce qu'elle est modifiée par l'esprit conditionné (Manas) et l'intellect (Budhi).* Par conséquent, ce genre de connaissance est correcte mais n'est pas entièrement fiable. Si le psychisme est stable, l'inférence sera alors correcte. Toutefois, de nombreuses personnes ont l'esprit perturbé, parfois temporairement, parfois de façon permanente ; ces états modifient les conclusions de l'inférence. Par exemple, dire que Kapha entraîne de la sécheresse est incorrect. Dans cet exemple, nous savons que le Guna de Vata est la sécheresse. Par déduction, on peut alors voir que la sécheresse dans le corps – dans le passé, le futur et au présent – est causée par Vata. C'est une déduction erronée de donner ne serait-ce qu'une fois, cet attribut à Kapha, parce qu'il n'a pas de sécheresse dans aucun de ses Gunas.

Définition du Raisonnement :

« L'intellect qui perçoit les objets comme le résultat de multiples facteurs causatifs, soit du passé, du présent ou du futur, est connu sous le nom de *Yukti* (raisonnement). Le raisonnement aide à atteindre les trois objectifs de la vie humaine : Dharma, Artha et Kama. » CS.SU.11.25

Le raisonnement est basé sur l'emploi correct de Budhi ou l'intellect. L'intellect est dominé par Rajas et Tamas qui sont ancrés dans le temps, soit dans le présent, le passé ou le futur. Ces deux Mahagunas (Rajas et Tamas) influencent la perception de l'objet (c.à.d. le patient) et le processus intellectuel utilisé pour parvenir à une conclusion concernant l'objet. *L'intellect et le raisonnement sont des outils précieux, mais ils sont complètement subjectifs parce qu'ils sont ancrés dans le temps et contrôlés par Rajas et Tamas.* Par conséquent, le raisonnement en tant que moyen de connaissance est sujet à l'interprétation et à la manipulation du psychisme du praticien. C'est un fait inévitable. Plus le psychisme est stable et adaptable, plus la conclusion proviendra du processus du raisonnement. Le raisonnement est basé sur la loi de cause et d'effet.

« Si les graines sont plantées au bon moment avec la terre appropriée et suffisamment d'eau, une moisson s'ensuivra. »

C'est un processus logique de raisonnement énoncé dans le Caraka pour montrer ce qu'est le raisonnement (CS.SU.11.23). Le raisonnement donnera de bons résultats s'il y a une bonne compréhension du sujet. Par exemple, si on n'y connaît rien en agriculture, il se peut qu'on n'obtienne pas un résultat fructueux à partir de nos graines. La même chose est vraie en Ayurvéda ; si le praticien n'a pas mémorisé l'anatomie et la physiologie, cela conduira inévitablement à une logique et un raisonnement erronés.

Conclusion concernant Caraka sur le Recueil de Connaissance

La méthode classique pour enseigner l'Ayurvéda dépend des Sutras tant de Caraka que de Sushruta qui font autorité fondamentale. Cette connaissance est suivie par l'enseignant illuminé. Puis, celle-ci est suivie par l'enseignant ayant appris par inférence et expérience. Puis elle est suivie par l'enseignant ayant appris à partir du raisonnement et de l'expérience. Le dernier enseignant est le moins fiable.

Par conséquent, il existe une hiérarchie intelligible concernant la manière d'acquérir des connaissances. Lorsqu'elle s'applique au diagnostic de Prakriti, cela signifie que :

1) Nous devons mémoriser les attributs et les fonctions des Doshas.
2) Nous devons apprendre à observer le patient avec l'esprit neutre – un esprit non perturbé par Rajas et Tamas.
3) Nous devons pratiquer une Inférence correcte par le biais de l'étude des Samhitas et par l'étude avec un professeur qualifié.
4) Nous devons pratiquer un Raisonnement correcte par le biais de l'étude des Samhitas et par l'étude avec un professeur qualifié.

Toutes les formes de diagnostics sont facilitées par un esprit stable (psychisme). La leçon suivante s'étend sur la psychologie ayurvédique selon la Prakriti. Tout type de Prakriti est capable d'obtenir un diagnostic raisonnable. Toute méthode permettant d'obtenir un esprit clair, fonctionnant de manière stable, est extrêmement importante.

Dans l'Inde classique, ces méthodes sont le Pranayama (l'observation du souffle) et les Mantras (la répétition de sons). S'adonner de façon régulière à ces méthodes augmente toutes les capacités mentales dans tous les domaines de la vie. Lorsque l'esprit est stable, le diagnostic sera plus précis. Si l'esprit du praticien est instable, le diagnostic sera alors contestable ou inexact.

Pour conclure, un scientifique analytique, de nos jours, est également sujet au même problème d'analyse subjective des données. Toute donnée perçue par les cinq sens et absorbée par l'esprit sera interprétée de façon subjective selon le préjugé de connaissance du scientifique. C'est un problème courant de nos jours – lorsque les mêmes informations sont données à différents scientifiques, ils interprètent tous ces données selon leur discipline. Par conséquent, les grandes lignes énoncées par Caraka sur le rassemblement des informations ainsi que leur interprétation est valable pour l'Ayurvéda ainsi que pour toute autre science, moderne ou traditionnelle.

La nature des trois Doshas

L'observation par les cinq sens est l'aspect le plus important du diagnostic, car il est plus fiable que le propre témoignage du patient. Caraka nous donne des clés sur la façon de pratiquer l'observation en nous rappelant que nous avons cinq outils de perceptions : nos cinq sens. Il énonce ce qui suit :

« Rassembler la connaissance par l'usage des cinq organes de sens :

Ecoutez : les sons de gargouillis dans les intestins, les sons de craquement dans les articulations, les caractéristiques de la voix et des autres sons corporels.

Regardez : la couleur, la forme, la taille, le lustre, les caractéristiques normales et anormales du corps, etc. et les autres indications visuelles.

Goûtez : le goût doit être inféré de cette façon, en se renseignant sur le goût qu'a le patient dans la bouche, en le questionnant.

Sentez : les odeurs normales ou anormales présentes dans le corps du patient.

Touchez : des sensations normales ou anormales dans les mains, ou en appuyant sur le corps ». CS.VIM.4.7

En Ayurvéda, les Doshas expriment toujours leur Gunas ou attributs. S'il y a une expression d'un Guna, alors, le Dosha lié à ce Guna sera présent. C'est vrai à tous les niveaux et applications. Par exemple, Vata exprimera les mêmes attributs pour Prakriti, Vikriti et dans la pathologie de la maladie. Les Doshas ne changent pas leurs attributs de base ou Gunas. Par conséquent, nous utilisons les attributs ou les Gunas des Doshas pour déterminer quel est celui ou quels sont les deux qui dominent la physiologie et le métabolisme ; ce qui indique ainsi la Prakriti. Caraka nous donne une idée de la façon de procéder dans le tableau suivant (CS.VIM. 8.96-99) :

Dû à cet Attribut	Vata Prakriti a les attributs suivants :
Sécheresse	Petit corps, sous-développé et irrégulier. Voix traînante, sèche, basse, cassée, obstruée et rauque, sommeil difficile
Légèreté	Mouvements légers et mal assurés (démarche), activités, régime alimentaire et parole
Mobilité	Articulations, sourcils, mâchoire, lèvres, langue, tête, épaules, mains et pieds/jambes instables
Abondance	Volubilité et abondance de tendons et de réseaux veineux
Rapidité	Initiation rapide d'activité, se sent rapidement irrité et déclenchement rapide de troubles. Ressent rapidement de la peur, de l'attachement et de la désillusion. Apprend rapidement mais oublie rapidement.
Froideur	Intolérance au froid, continuellement sujet au froid, au tremblement et à la raideur.
Rugosité	Cheveux, barbe et moustache rêches, petits poils, ongles, dents, visage, mains et pieds

Absence de graisse	Parties corporelles craquelées, articulations toujours craquantes lors des mouvements.
	Par la présence de ces qualités, cela entraîne un degré moindre de force, de durée de vie, d'enfants, de moyens et de prospérité. Tout ce tableau - CS.VIM.8.98

Dû à cet Attribut	Pitta Prakriti a les attributs suivants :
Chaleur	Intolérance à la chaleur, visage chaud, organes délicats et corrects, de nombreux grains de beauté, de taches de rousseur et de boutons, faim et soif excessives, rides prématurées, cheveux gris et chutes de cheveux, barbe et moustache principalement clairsemées et brunes.
Vivacité	Grande et vive habilité, feu intense, mange et boit beaucoup, manque d'endurance, mange fréquemment
Liquidité	Articulations et muscles distendus et doux ; grande sécrétion de transpiration, d'urine et de fèces
Odeur corporelle	Odeur fétide excessive de la bouche, de la tête et du
Acreté et acidité	Insuffisance de semence, de désir sexuel et par conséquent peu d'enfants
	Par la présence de toutes ces qualités, les types Pitta ayant une prédominance de Pitta ont : une force, une durée de vie, une connaissance, une compréhension, une prospérité et des moyens modérés. Tout ce tableau - CS.VIM.8.97

Dû à cet Attribut	Kapha Prakriti a les attributs suivants :
Onctuosité	Organes onctueux
Régularité	Organes réguliers
Douceur	Apparence agréable, tendresse et teint clair
Saveur douce	Semence, désirs et enfants abondants
Fermeté	Corps ferme, compacte et stable
Solidité	Embonpoint et rondeur de tous les organes
Lenteur	Lenteur des activités, à s'alimenter, de la parole, etc.
Rigidité	Résistance à initier les actions
Lourdeur	Mouvements stables, le pied reposant entièrement à plat sur le sol
Froideur	Petites faim, soif, pyrexie (avoir chaud) et transpiration
Sveltesse	Fermeté et articulations compactes / ligaments bien unis et forts
Clarté	Bonheur dans le regard et le visage ; yeux clairs et visage au teint clair et onctueux, voix affectueuse
	Par la présence de toutes ces qualités, les types Kapha sont : forts, prospères, éduqués, braves, calmes et ont une longue espérance de vie. Tout ce tableau - CS.VIM.8.96

Protocol fondamental à suivre pour déterminer la Prakriti

La Prakriti est souvent masquée ou recouverte par des Doshas déséquilibrés ou Vikriti. C'est la raison pour laquelle l'indicateur le plus fiable est la structure et la forme du corps. Parfois, les éléments tels que le poids, la couleur des cheveux, les ongles et même la peau sont tellement modifiés de nos jours qu'ils ne sont plus fiables pour analyser la Prakriti. Selon les individus, ces caractéristiques moins fiables peuvent ou non indiquer la Prakriti, étant donné que la Vikriti ne suit pas nécessairement la Prakriti. Par exemple, s'il y a suffisamment de facteurs aggravant Kapha présents dans notre vie, nous créerons une Vikriti Kapha – même si notre Prakriti est Vata ou Pitta.

Toute la connaissance concernant Prakriti doit représenter une tendance de toute une vie de santé afin d'avoir les conditions requises pour la Prakriti Pariksha. Faire des observations concernant la forme de la structure corporelle, du squelette et de la langue sont, par conséquent, les indications les plus fiables de la Prakriti. La digestion et les tendances à la maladie peuvent être utilisées comme indications secondaires.

Protocoles pour déterminer la Prakriti

Étape 1 : Les observations physiques :
1. Visage, tête et cou (structure et forme)
2. Langue (structure et forme)
3. Mains, poignets et bras (structure et forme)

Étape 2 : Questions concernant le métabolisme (tendances de toute la vie) :
1. Appétit (tendances de la faim)
2. Digestion (nature et tendance de déséquilibre)
3. Elimination (fèces, urine et transpiration)
4. Circulation (mains et pieds froids)
5. Menstruation (pour les femmes uniquement)

Étape 3 : Questions concernant les traits de comportement et les traits psychologiques (tendances de toute la vie) :
1. Comprendre la motivation à l'origine des actions
2. Identifier le comportement général et les traits psychologiques

Étape 4 : Synthèse des 3 premières parties :
1. Combinez les résultats des 3 premières étapes
2. Enquêtez sur des points supplémentaires si nécessaire en posant des questions
3. Faîtes une conclusion provisoire de la Prakriti

Etape 1 – Observations physiques (structure et forme)

Les règles générales pour interpréter la structure et la forme sont les suivantes :

- **Vata Dosha produit** : des traits longs et étroits, la minceur et l'irrégularité (caractéristiques asymétriques ou disproportionnées).
- **Pitta Dosha produit** : des proportions moyennes avec des traits angulaires ou pointus, généralement plutôt symétriques.
- **Kapha Dosha produit** : des traits arrondis, compacts, épais, carrés, très symétriques.

Ces règles peuvent s'appliquer à l'observation de la forme (proportions) du visage, de la langue, des mains et des poignets.

Le diagnostic du visage

En utilisant les règles suivantes, nous pouvons commencer à évaluer le Dosha dominant dans le visage d'une personne :

- Vata est indiqué par la longueur, la minceur avec des irrégularités et des traits allongés
- Pitta est indiqué par des traits moyens, bien proportionnés, avec des traits angulaires et pointus
- Kapha est indiqué des traits ronds, à angles droits, larges, émoussés et épais

Ainsi la forme globale du visage Vata est longue et mince. Les yeux Vata seront relativement petits et fins. Les lèvres Vata seront minces. Les oreilles Vata peuvent être décollées, ou disposées à des hauteurs différentes. Le nez Vata est fin, pointu et parfois courbé. Les mâchoires de Vata présentent aussi des surocclusions ou des sous-occlusions ainsi que des dents de travers et irrégulières. Vata a tendance à avoir des cheveux secs, peu abondants ainsi que des poils sur le visage.

Ce tableau peut vous donner des idées sur la forme des différents types.

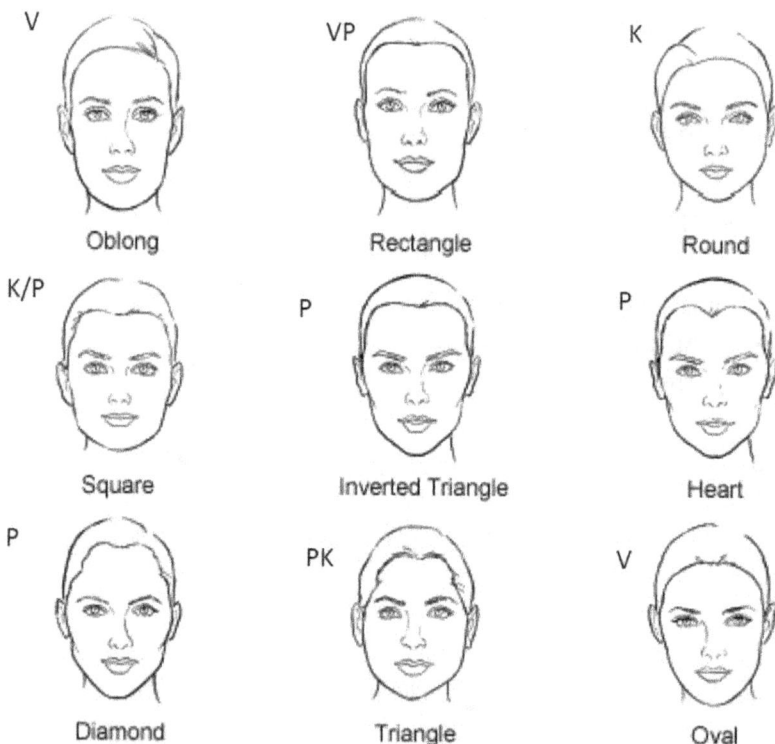

V — Oblong	VP — Rectangle	K — Round
K/P — Square	P — Inverted Triangle	P — Heart
P — Diamond	PK — Triangle	V — Oval

Pitta produit un visage de taille moyenne aux traits légèrement angulaires ou pointus. Par exemple, les sourcils peuvent être angulaires ou bien le menton ou le nez. Les lèvres Pitta seront de taille moyenne et bien colorées. Le nez Pitta est de taille moyenne. Pitta a souvent tendance à avoir moins de poils sur le visage et des cheveux assez fins.

Kapha a un visage rond et large. Tous ses traits sont plus arrondis, plus doux et moins angulaires. Kapha tend à produire des cheveux épais, volumineux ainsi que d'abondants poils sur le visage (tels que les sourcils).

Comme avec toutes les observations, nous devons être préparés pour le type de Prakriti double. En combinant les caractéristiques des deux Doshas, nous pouvons parvenir à d'utiles généralisations concernant le visage :

- Les types Vata-Pitta ont un visage de long à moyen avec des irrégularités et des traits angulaires.

- Les types Vata-Kapha ont souvent un visage de taille moyenne avec une *absence de traits angulaires ou pointus* (ce qui sinon indiquerait des signes de visage Pitta). Les traits du visage peuvent être moyens ou longs/fins ou petits/larges/ronds. Des irrégularités peuvent être présentes ainsi que des traits remplis et arrondis.

- Les types Pitta-Kapha ont un visage de moyen à large, plein, légèrement angulaire, aux traits légèrement arrondis.

Le diagnostic de la langue pour Prakriti

Un des diagnostics de Prakriti le plus fiable est de considérer la structure et la forme de la langue. Même en présence de pathologies, la forme et la structure de la langue ne changent pas beaucoup.

Examinez la largeur, la longueur et la forme de la langue. La bouche doit être ouverte le plus grand possible sans tension, et la langue est alors tirée à l'extérieur. Elle doit être tirée le plus loin possible, puis rétractée jusqu'à atteindre une position confortable, disons environ tirée à l'extérieur aux deux-tiers. Observez comment la forme change lors de ce changement. Quelle que soit la Prakriti, la langue deviendra plus étroite et plus épaisse plus elle est tirée vers l'extérieur. Aussi, il est important de voir la langue tirée complètement et rétractée légèrement pour déterminer sa véritable forme. La meilleure position est généralement tirée aux deux-tiers.

Lorsque nous examinons la largeur de la langue, nous devons utiliser les dents du bas comme point de référence. Avec la langue tirée aux deux-tiers, comparez sa largeur à la ligne du milieu formée par les dents. Si la langue apparaît plus étroite que les dents, on dit que c'est une *langue étroite*. Si elle apparaît être de la même largeur que les dents (et pas plus), on dit que c'est une *langue moyenne*. Si elle apparaît plus large que les dents (particulièrement vers le milieu jusqu'au bout de la langue), on dit que c'est une *langue large*.

La largeur et la forme de la langue :

- Une langue mince, étroite, pointue indique Vata Prakriti
- Une langue d'épaisseur et de largeur moyennes indique Pitta Prakriti
- Une langue épaisse, large, arrondie indique Kapha Prakriti

Gardez en mémoire, toutefois, qu'une langue tirée au maximum paraîtra toujours plus étroite et plus pointue.

Lorsque des personnes ont un type de Prakriti double, la règle de base consiste à combiner les caractéristiques des deux Doshas.

Examinez les informations suivantes :

- Vata-Pitta Prakriti, où Vata domine légèrement sur Pitta. Cela peut produire une langue de largeur étroite à moyenne, progressivement effilée vers la pointe.
- Pitta-Vata Prakriti, où Pitta domine légèrement sur Vata. Cela peut produire une langue moyenne (comme Pitta) mais avec une extrémité pointue (de Vata).
- Vata-Kapha Prakriti, cela produit une langue large (de Kapha) mais avec une extrémité pointue (de Vata) et pas très épaisse.
- Pitta-Kapha Prakriti, cela peut donner une largeur normale, ou une langue large d'épaisseur moyenne.

Ce ne sont là que quelques exemples de la façon dont le double type de Prakriti peut créer un mélange de caractéristiques mixtes, dans ce cas, la largeur et la forme de la langue.

Certains disent que comme Pitta est Tikshna (tranchant), cela peut aussi produire une langue au bout pointu. L'essentiel dans toute les interprétations par l'observation, est que si l'observation correspond à au moins deux Gunas d'un Dosha, il est plus vraisemblablement dû à ce Dosha. Ce n'est que par l'observation d'attributs combinés que nous pouvons être certains de notre diagnostic. C'est la raison pour laquelle nous devons prendre en compte plusieurs Gunas ou caractéristiques plutôt que d'en prendre un seul isolément.

Guide pour le diagnostic de la langue (Prakriti)

VATA (plus étroite que les dents)	**PITTA (même taille que les dents)**	**KAPHA (plus large que les dents)**
Mince, parfois pas symétrique, parfois pointue au bout, souvent de couleur rosâtre mate	Epaisseur moyenne, parfois pointue au bout, souvent légèrement plus rouge que la moyenne	Epaisse, arrondie, généralement pas pointue, souvent de couleur légèrement rose pâle

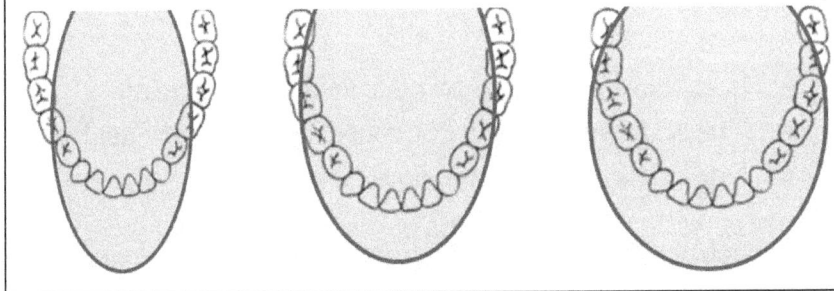

Épaisseur de la langue :

- Vata, dû au Guna Sukshma (de qualité subtile/petite) et au Guna Laghu (qualité légère) a tendance à donner pour résultat la minceur, l'étroitesse, la légèreté et la finesse dans toutes les situations structurelles. Ainsi, Vata Prakriti produit une langue mince.

- Kapha, dû au Guna Sthula (de qualité brute/grande) et au Guna Guru (de qualité lourde), tend à produire de la largeur, de l'épaisseur, de la lourdeur, de la rondeur et pas pointue. Par conséquent, une langue Kapha sera la plus épaisse.

- Les langues Pitta tendent à être entre Vata et Kapha.

La langue et la mobilité générale :

- Dû au Guna Sthira (de qualité statique), les types Kapha tendent à avoir une langue plutôt massive et immobile. Ils ont souvent des difficultés à tirer leur langue hors de leur bouche.

- Les types Vata tendent à avoir des langues très malléables pouvant être bien tirées hors de la bouche.
- Les types Pitta tombent entre Vata et Kapha.

Couleur de la langue :

Toutes les langues sont normalement plus ou moins roses. Cependant, selon la Prakriti, la couleur de la langue peut varier légèrement.

- Une langue gris-rosâtre ou mate indique Vata Prakriti
- Une langue rouge-rosâtre ou rouge foncé indique Pitta Prakriti
- Une langue pale rosâtre indique Kapha Prakriti

La couleur de la langue peut changer lors de pathologies, mais moins rapidement que d'autres observations.

Le diagnostic des mains et des poignets pour Prakriti

Lors de l'examen des mains, prenez note du développement global de la main (légère, moyenne, bien bâtie), les proportions d'ensemble de la main (longue, moyenne, carré/arrondie), les proportions de la paume (longue, moyenne, carrée), les proportions des doigts par rapport à la paume (doigts longs, moyens ou courts), la forme des ongles (longs, moyens ou courts) ; dans chaque cas, le Dosha correspondant est Vata, Pitta, Kapha.

Les types mixtes affichent des caractéristiques mixtes. Vata-Pitta montre des mains longues-moyennes. Pitta-Kapha montre des mains moyennes à carré. Vata-Kapha montre des mains moyennes. Attention avec les mains moyennes ; elles peuvent indiquer Pitta ou Vata-Kapha Prakriti. Si les mains sont chaudes avec des taches de rousseur, légèrement huileuses, de couleur rouge-rougeâtre, ce sont probablement des mains Pitta. Si elles sont froides ou fraîches, légèrement humides, pales ou jaunâtres, ce sont probablement des mains Vata-Kapha. Les mains Vata-Kapha peuvent aussi donner des paumes et des doigts longs plutôt potelés et doux. Le point essentiel est que la plupart de ces règles peuvent être enfreintes et que nous devons faire attention à notre interprétation — et ne jamais perdre de vue les attributs intrinsèques des Doshas.

Guide du diagnostic des mains (Prakriti)

VATA (longues)	**PITTA (moyenne)**	**KAPHA (compactes)**
Longues et minces, disproportionnés (doigts par rapport aux paumes), longues paumes, ongles cassants	Moyennement bâties, bien proportionnées, paumes moyennes-rectangles, ongles doux	De forme compact et épaisse, symétriques (doigts et paumes de même longueur), ongles robustes

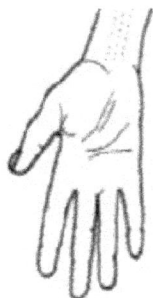

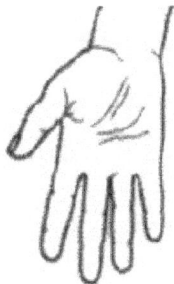

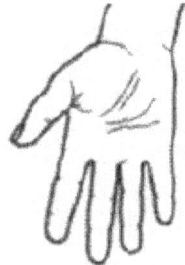

Comme pour toutes les observations du diagnostic de Prakriti, toute irrégularité ou difformité indique une dominance de Vata Dosha. Ainsi les mains, qui malgré leurs autres caractéristiques qui indiquent des irrégularités évidentes, doivent être considérées comme appartenant à Vata Prakriti pur ou mixte. Même lorsque les mains semblent inhabituellement petites ou grandes par rapport au reste du corps.

En plus du visage, de la langue et des mains, il existe d'autres considérations relatives aux observations physiques ; telles que la structure globale du squelette. Une charpente mince avec de longs membres indique Vata. Une charpente moyenne indique Pitta, et une plus compacte, bien bâtie avec des membres plus courts indique Kapha. Quel que soit l'endroit où se trouve les Doshas, ils se manifesteront toujours ou exprimeront toujours leurs attributs. Ainsi, la structure – où qu'elle soit dans le corps – indiquera les attributs du Dosha dominant. Pour comprendre la structure du corps dans son ensemble, cela peut être plus facile d'utiliser le questionnaire à partir du chapitre 1.

Étape 2 – Diagnostic métabolique dans Prakriti

Les indications les plus *fiables* de Prakriti se retrouvent dans la structure et la forme du corps. Ces indications ne varient pas trop avec l'âge ou la maladie. Tous les autres indicateurs métaboliques (tels que l'appétit ou les menstruations) sont sujets au changement et nécessitent ainsi une approche plus prudente pour déterminer Prakriti Pariksha. La nature métabolique globale d'une personne est une réflexion directe de la fonction de Jathar Agni qui est régi par les trois Doshas. Lorsque nous commençons à examiner les divers indicateurs métaboliques, nous devons toujours valider nos résultats en nous demandant s'ils représentent les *tendances de toute la vie du patient*. S'il y a un doute, on doit leur accorder moins d'importance. Par exemple, quelqu'un a l'habitude de prendre ses repas irrégulièrement et à avoir une digestion et une élimination irrégulières depuis l'âge de 25 ans, après avoir eu un accident de voiture, mais ces qualités pourraient aisément provenir du traumatisme qui a établi Vata Dosha dans un état de déséquilibre (aggravation) perpétuel. Avant cette époque, son appétit et sa digestion pouvaient être réguliers. Le manquement à vérifier la nature temporelle des observations métaboliques conduit à des erreurs dans le diagnostic de Prakriti. Voici quelques-uns des indicateurs les plus importants de la nature métabolique : l'appétit, l'élimination, la circulation et les menstruations pour les femmes.

Tendances des problèmes digestifs et des dysfonctionnements métaboliques

Voici quelques-uns des signes les plus courants pour chaque constitution qui est déséquilibrée. Ce déséquilibre indique que le métabolisme ne fonctionne pas correctement. Un patient n'expérimente pas tous ces symptômes en même temps. Tout symptôme, s'il est constant, indiquera un certain degré de perturbation métabolique. Les indications suivantes n'indiquent pas la santé mais indiquent la Prakriti par les tendances de la maladie.

Dysfonctionnements de type Vata courants chez les personnes Vata Prakriti :

Flatuosités, constipation et selles sèches, coliques douloureuses, ballonnements, syndrome prémenstruel, peau ou cheveux secs, nervosité, anxiété, insomnie, aversion pour le froid et le vent, allergies alimentaires et irrégularités de l'apparition de l'un de ces symptômes.

Dysfonctionnements de type Pitta courants chez les personnes Pitta Prakriti :

Inflammations (brulures) dans l'estomac ou l'abdomen, selles liquides, ulcères, inflammation intestinale, hémorroïdes, inflammation cutanée, irritation des yeux, maux de tête dus à la lumière, aversion pour la chaleur, irritation et frustration.

Dysfonctionnement de type Kapha courants chez les personnes Kapha Prakriti :

Nausée, ballonnements, congestion et constipation, congestion pulmonaire ou stomacale, sensation de lourdeur, aversion pour l'humidité et le froid, difficulté à être motivé, désir de manger fréquemment, dépression et envie de sucreries.

La vision ayurvédique du métabolisme est qu'il s'évertue naturellement à atteindre l'état d'équilibre. Le métabolisme atteint son équilibre par les trois Doshas. **Un déséquilibre des Doshas tend à suivre la constitution, qui est une réflexion du Dosha dominant.** Par conséquent, le type Vata tendra à montrer les signes des attributs de Vata dans un état de perturbation métabolique. Le type Pitta montrera les signes des attributs de Pitta dans un état de perturbation et le type Kapha montrera les signes des attributs de Kapha dans un état de perturbation.

Évaluation de l'appétit

Chaque Prakriti contrôle Agni de façon différente. L'appétit est une réflexion directe de la fonction ou de l'état d'Agni, et Agni est le résultat de la dominance des Doshas. Le tableau suivant illustre ces points :

Evaluation de l'appétit pour Prakriti Pariksha		
Prakriti	Tendance d'Agni	Tendance de l'Appétit
Vata	Variable Fort ou faible	Appétit irrégulier, apparition rapide de la faim, facilement satisfait, petite capacité, faim variable, peut sauter des repas, peut oublier de manger.
Pitta	Elevé Excessif, Régulier	Fort, parfois excessif, a besoin de grands repas, grande capacité, a besoin de trois repas par jour, ne saute pas de repas.
Kapha	Faible Insuffisant, Régulier	Faible appétit, mange souvent par habitude, appétit moindre le matin, mange de façon émotionnelle, peut sauter un repas.
Vata-Pitta	Variable à fort, Parfois variable, Parfois excessif	Appétit irrégulier, appétit qui dépend du Dosha le plus fort, capacité modérée pouvant cependant varier, a besoin de manger souvent, peut se sentir faible ou irrité si les repas sont tardifs ou sautés.
Vata-Kapha	Variable faible, parfois variable, Parfois faible	Appétit irrégulier, dépendant du Dosha le plus fort, faible capacité, rapide à satisfaire, a parfois besoin de manger, mange de façon émotionnelle.

Pitta-Kapha	Elevé à faible Régulier Parfois fort, parfois faible	Fort, appétit constant, bien que généralement l'appétit soit modéré et régulier, grande capacité, peut manger de façon émotionnelle, peut sauter un repas, faim moindre le matin.

Une façon de juger l'appétit d'un patient est de lui demander à quelle heure il ressent de la faim le matin. Pitta Dosha gouverne Agni généralement par le biais de la fonction de Pachaka Pitta. Les Doshas sont modifiés par le mouvement du temps – ce concept est expliqué dans la section sur la pathologie. Cette vision énonce que chaque Dosha passe par un cycle naturel d'augmentation, qui ensuite s'aggrave et puis diminue. Ce cycle se reflète dans le mouvement du temps ; l'heure du jour et la saison de l'année. Selon ce concept, le matin est le moment Kapha de la journée. Cela signifie que les attributs de Kapha se manifestent le plus fort à ce moment-là. Par conséquent, les types Kapha Prakriti auront un délai pour ressentir la faim étant donné que les qualités de Kapha sont dominantes à ce moment de la journée. L'opposé s'applique pour les types Pitta Prakriti puisqu'ils n'ont pas autant d'attributs Kapha dans leur corps. Le tableau suivant illustre comment chaque typologie de Prakriti tendra à avoir faim le matin. (En présumant que le sujet se réveille entre 6 et 9 heures du matin).

Apparence de la faim pour Prakriti Pariksha	
Prakriti	Commencement de la faim
Vata	1 à 2 heures après le réveil
Pitta	30 minutes à 1 heure après le réveil
Kapha	3 à 4 heures après le réveil
Vata-Pitta	1h à 1h30 après le réveil
Vata-Kapha	1h30 à 2h30 après le réveil
Pitta-Kapha	2 à 3 heures après le réveil

En utilisant ces deux guides, il est possible d'accéder au schéma de faim de toute une vie. Veuillez noter qu'à part le *Dosha Vriddhi* (excès de Dosha), il y a quelques éléments qui peuvent fausser le tableau ci-dessus.

- **Ama** – Si les toxines sont présentes dans l'intestin, elles entraîneront rapidement une diminution d'appétit pour tous les types. Il se peut que ce soit Ama qui cause un manque d'appétit chronique le matin – ce sujet sera développé dans la section sur la pathologie.

- **Âge** – Les enfants et les adolescents ont un appétit relativement fort. L'opposé se produit à la vieillesse puisque le Vata Dosha augmente et ainsi l'appétit a tendance à diminuer progressivement.

- **Genre**– Les hommes tendent à avoir un plus grand appétit que les femmes.

- **Taille du corps** – Une règle générale est que plus la personne est grande ou forte, plus son estomac est grand. Généralement la taille de l'estomac est liée à l'appétit.

- **La profession & le niveau général d'activité** – L'appétit dépend normalement du niveau de l'activité. Plus on pratique une activité physique, plus l'appétit sera développé. L'inverse est également vrai. Cela signifie que si un pur type Kapha jeune a un travail physique, il peut bien développer un fort appétit tôt le matin.

- **Les différences culturelles** – Certains pays mangent un petit-déjeuner conséquent, comme aux États-Unis par exemple. Les Français, d'autre part, apprécient un petit-déjeuner continental plus léger. Ainsi, le conditionnement culturel peut modifier les habitudes alimentaires de la personne. Un type Pitta français aura moins tendance à avoir faim au petit-déjeuner qu'un type Pitta américain, tandis qu'un type Kapha américain aura plus de mal à ne pas prendre de petit-déjeuner qu'un type Kapha français.

Évaluation de l'élimination

Après avoir jugé l'appétit, l'élimination s'avère l'indicateur suivant le plus important de la fonction d'Agni. Ci-dessous, vous trouverez les schémas généraux pour les types de Prakriti.

Tendances de l'Elimination par Prakriti	
Prakriti	**Tendance d'Elimination**
Vata	Les types Vata tendent à avoir une élimination variable. Lorsqu'ils sont en bonne santé, ils éliminent 1 à 2 fois par jour et leurs selles sont bien formées. Ils ont tendance à avoir des selles sèches, dures, de couleur moyenne, irrégulières et peu abondantes. Les selles peuvent être en plusieurs morceaux. Les types Vata ont les selles les moins odorantes. Si les selles sont dures, cela peut provoquer des douleurs (crampes) dans le bas à gauche de l'abdomen avant l'élimination, et l'évacuation peut s'avérer difficile.
Pitta	Les types Pitta types tendent à avoir une élimination fréquente. Lorsqu'ils sont en bonne santé, ils éliminent entre 1 à 2 fois par jour de grandes quantités de selles bien formées. Ils ont une tendance à avoir des selles plus liquides ou en 2 ou 3 morceaux. Les types Pitta ont des selles plus odorantes dues à leur nature de feu qui contrôle la bile et leurs selles ont tendance à être plus foncées que celle des autres types. Un type Pitta pur ne sera jamais constipé.
Kapha	Les types Kapha tendent à avoir une élimination lente. Lorsqu'ils sont en bonne santé, ils éliminent une fois par jour et leurs selles sont bien formées. Ils ont tendance à la congestion ou à la constipation. Leurs selles tendent à être collantes et en quantité modérée. Les types Kapha ont la digestion et l'élimination les plus lentes mais qui restent régulières. Ils peuvent avoir besoin de temps pour l'élimination des selles le matin.

Les types mixtes ou doubles montrent des signes mixtes, dépendant du Dosha dominant ou simplement en mélangeant les combinaisons. De même que la faim, l'élimination peut être affectée négativement par certains facteurs autres qu'une aggravation basique de Dosha. Certains comprennent :

- Une alimentation composée principalement d'aliments raffinés et de protéines animales, qui sont difficiles à digérer et qui créent une élimination paresseuse. Cela reste vrai pour les types Vata et Kapha et moins vrai pour les types Pitta.
- Une prise d'antibiotiques peut détruire l'équilibre des bactéries positives du côlon, entraînant des ballonnements, des flatulences, la constipation et autres troubles.
- Certains médicaments entraînent la constipation ainsi que des suppléments alimentaires tels que le fer.

Il est important de rechercher les tendances de digestion et d'élimination de toute la vie. La tendance au déséquilibre est généralement un bon indicateur de Prakriti.

Évaluation de la Circulation

Un autre outil métabolique pour déterminer la Prakriti est la circulation sanguine.

La Circulation sanguine pour la Prakriti	
Prakriti	**Les tendances de la circulation sanguine**
Vata	Les types Vata tendent à avoir une circulation faible et variable. Ils ont le moins de résistance au changement climatique et sont plus affectés par le froid que les autres types. Ils souffrent souvent d'avoir les mains et pieds froids.
Pitta	Les types Pitta ont une bonne circulation. Ils ont parfois besoin de sortir leurs pieds hors des couvertures la nuit. Ils transpirent souvent des mains et des pieds. Ils résistent bien au froid mais ne supportent pas bien les climats chauds.

Kapha	Les types Kapha ont une circulation lente. Ils ont souvent les mains et les pieds froids, bien qu'ils aient une bonne résistance au changement climatique en général. Ils sont sujets aux problèmes congestifs en ce qui concerne leur circulation sanguine.

Évaluation de la Menstruation

Pour les femmes, l'évaluation du cycle menstruel est un outil valable pour déterminer la Prakriti. C'est certainement le seul indicateur important pour la Prakriti parce qu'il reflète directement le processus métabolique et la santé générale de la femme.

Plusieurs facteurs sont à prendre en considération dans le cycle menstruel. Le *rythme* du cycle menstruel ainsi que la *qualité* et la *quantité* du flux menstruel lui-même. Le rythme de tous les processus corporels est gouverné par Vata Dosha. Vata a tendance à fonctionner rapidement. Pitta est moyen et Kapha fonctionne lentement. Par conséquent, les types Vata tendent à avoir un flux menstruel le plus court de 2 à 3 jours. Les types Pitta ont un cycle en moyenne de 3 à 5 jours et les types Kapha ont le plus long cycle, de 4 à 7 jours. Toutefois, lorsque la menstruation dure plus de 7 jours, c'est un signe de perturbation métabolique. Concernant le flux menstruel lui-même, il est considéré être géré par les Doshas Kapha et Pitta. Kapha parce que le fluide menstruel est l'Upadhatu de Rasa Dhatu. Pitta parce qu'il contrôle l'utérus et le vagin qui font partie de Rakta Dhatu.

Les constitutions doubles auront des indications mixtes avant et pendant les règles. Vous trouverez davantage de détails sur la nature de la menstruation dans mon livre sur la santé des femmes : *L'Ayurvéda pour les Femmes*. Dans ce livre, vous trouverez des descriptions détaillées de combinaisons et tendances de différentes Prakriti.

Tendance Menstruelle pour la Prakriti	
Prakriti & Cycle	**Tendance menstruelle**
Vata Cycle de 26-28 jours	Des règles courtes sont normales (2 à 3 jours). Les types Vata ont la plus courte menstruation, mais sont le plus sujets aux difficultés du Syndrome Prémenstruel (SPM). Avant et durant le premier jour des règles, ils peuvent être fatigués, avoir des crampes et des maux de tête lancinants. Le sang peut être foncé et en petite quantité dû à la sécheresse de Vata. Les cycles irréguliers, des règles en retard et de forts SPM peuvent tous indiquer un déséquilibre (aggravation) de Vata.
Pitta Cycle de 28 jours	La durée moyenne normale est de 3 à 5 jours. Les types Pitta ont le flux le plus abondant durant leurs règles. Ils sont sujets à un flux très abondant entraînant l'anémie, la fatigue et une perte d'énergie. Le sang peut être rouge vif avec des caillots. Les selles liquides, l'irritabilité et des maux de tête ardents peuvent tous indiquer une aggravation de Pitta.
Kapha Cycle de 28-30 jours	Une durée plus longue est normale (7 jours). Les types Kapha ont un flux moyen. Ils sont les moins sujets aux symptômes de SPM bien qu'ils puissent devenir les personnes les plus émotionnelles avant et pendant leurs règles. Le fluide est de couleur plus claire et a une consistance plus épaisse que celui des autres types. Il peut contenir des caillots. Des douleurs sourdes, des maux de tête sourds et l'envie de pleurer peuvent tous indiquer une aggravation de Kapha.

Conclusions sur la constitution corporelle ou Prakriti

L'analyse physique et métabolique doit refléter la Prakriti du corps. L'enseignement classique énonce que le corps et l'esprit ont la même Prakriti. La leçon suivante traite de l'aspect mental et psychologique de la Prakriti.

Différents médecins auront des méthodes différentes pour codifier leurs conclusions pendant et après le diagnostic. Il n'y a pas de manière standard pour effecteur cette évaluation en Ayurvéda. Certains praticiens utilisent des tableaux ou des graphiques. Je préfère personnellement un graphique sans chiffre parce que je n'aime pas les classifications numériques des êtres humains uniques. Cette approche sera présentée plus en avant dans le diagnostic des maladies. Toute méthode qui marche pour le praticien est acceptable. Les patients veulent souvent « savoir quelle est leur Prakriti », aussi attendez-vous à des genres de chiffres ou autres évaluations. Dans ce cas, un simple tableau comme celui-ci ci-dessous peut être utilisé. Voici une évaluation hypothétique :

	Vata	Pitta	Kapha
Langue	1	1	
Visage	1		
Mains		1	
Squelette	1		
Appétit	1	1	
Digestion			1
Elimination	1		
Circulation		1	
Menstruation	1		1
Totaux	**6**	**4**	**2**

Par exemple, la langue peut avoir une forme Vata-Pitta. Avec deux totaux : pour Vata = 6 et Pitta = 4, cela classerait la personne avec une Prakriti Vata-Pitta en attendant de vérifier par les résultats des traitements. Si les totaux étaient Vata = 7, Pitta = 3, Kapha = 1, cela indiquerait une pure Prakriti Vata.

Chapitre 3 – Questions d'étude

Commencez à examiner la constitution des personnes autour de vous. Commencez par vous, votre famille et vos amis. Voyez combien de types différents vous pouvez trouver. Vérifier si vous avez tendance à vous associer avec les personnes qui ont une constitution similaire.

Chapitre 4
Le Processus des Maladies

Le cycle naturel des Doshas

Les Doshas ont un cycle normal qui reflète la nature. Le Samkhya Darshana explique que toute la création provient de l'attribut du Guna Rajas de Prakriti. A cause de cela, toute la création s'inscrit dans un flux de mouvement, étant donné que Rajas est un genre de mouvement actif qui disperse. La nature entière fait partie d'un processus dynamique qui reflète les fonctions, les systèmes et le mouvement à travers les cycles. Nombreux sont les cycles qui sont évidents ; tels que le jour et la nuit, l'été et l'hiver. D'autres cycles ne sont pas évidents pour un œil inexercé, mais une fois découverts, ils révèlent une incroyable profusion d'informations logiques et par conséquent, des conclusions. Le cycle naturel des trois Doshas fait partie de ces cycles moins évidents de la nature.

Selon l'Ayurvéda, les Doshas représentent l'intelligence responsable de l'origine du processus fonctionnel ou physiologie. La nature elle-même est en mouvement constant à cause du Guna Rajas ; ainsi, les Doshas doivent gérer les mouvements et les activités corporelles. Ces activités se déroulent durant pratiquement vingt-quatre heures, chaque jour de la vie d'une personne. Si un Dosha ne peut pas se reposer, ou au moins, si ses fonctions ne sont pas réduites, il s'épuisera et deviendra incapable de gérer ses domaines. Cet échec dans la gestion de ses domaines entraîne le commencement de la pathologie ou maladie. Ainsi, la nature s'est organisée de telle manière que chaque système ou fonction corporelle ne travaille pas en même temps. Par exemple, normalement, les humains ne mangent pas et ne vont pas à la selle en même temps ; normalement ils ne marchent pas et ne dorment pas en même temps. Un être humain en bonne santé permet que chaque fonction se passe à son propre moment précis. Si ce n'est pas le cas, il en résulte éventuellement une forme de pathologie.

L'Anatomie et la Physiologie ayurvédiques indiquent précisément quels Dhatus, Srotamsi, organes et glandes relèvent des Doshas Vata, Pitta et Kapha. Les trois Doshas fonctionnent ensemble en cycles qui permettent un fonctionnement efficace à leurs systèmes et tissus. Certains systèmes tels que la respiration et la circulation sanguine ne s'arrêtent jamais mais ralentissent durant les périodes de sommeil ou de repos. D'autres systèmes ont besoin de repos, ou de période sans travailler, afin de rester en bonne santé et propres, tel que le système digestif. Par conséquent, les cycles des Doshas sont un des domaines d'étude les plus importants de la Physiologie ayurvédique. Les cycles des Doshas sont aussi responsables des maladies. Nous l'expliquerons en détail dans la prochaine leçon traitant de Samprapti ou Pathologie.

Le cycle normal de chaque Dosha est la clé de la compréhension de la santé et de la maladie. Les cycles – lorsqu'ils sont normaux – créent et maintiennent la santé et – lorsqu'ils sont anormaux – entraînent la maladie. Il est évident que si le cycle d'un Dosha est perturbé d'une manière ou d'une autre, les systèmes et tissus qu'il gouverne seront perturbés. Ainsi, l'Ayurvéda utilise les cycles des Doshas en physiologie, diagnostic, pathologie et traitements. Une des clés principales pour pratiquer avec succès la médecine ayurvédique dans une application clinique, est d'avoir une compréhension claire des cycles des Doshas et de les appliquer correctement.

Chaque Dosha suit trois stades fondamentaux de développement :

Etat des Doshas	Sanskrit
Augmentation ou accumulation	Sanchaya
Aggravation ou état élevé	Prakopa
Diminution ou soulagement	Prashama

Sanchaya (Augmentation)

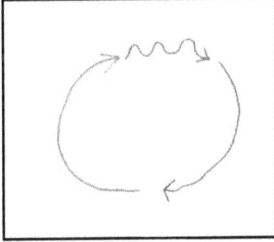

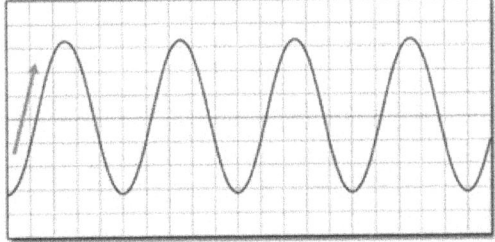

Prakopa (Aggravation)

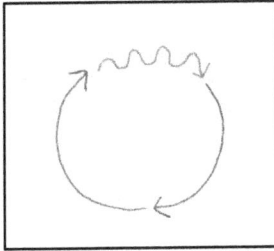

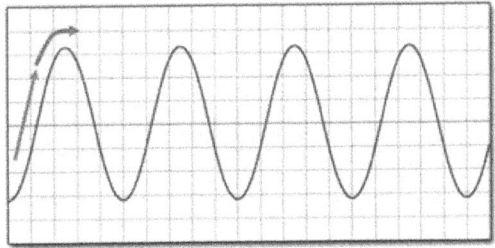

Prashama (Diminution)

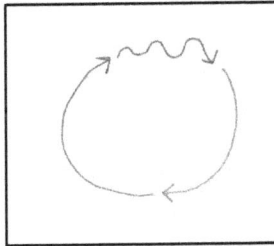

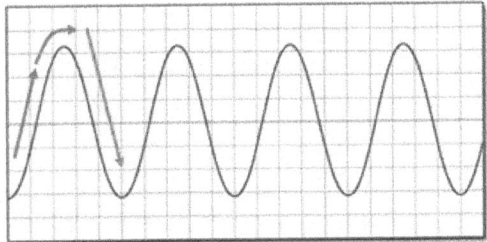

Les Doshas subissent toujours des changements, augmentent et diminuent comme des vagues dans le mouvement naturel du temps, avec un Dosha qui prédomine à un moment donné et un autre Dosha prédominant à un autre moment. Par conséquent, il est important de ne pas les laisser augmenter jusqu'à l'aggravation et de faire en sorte que leurs fluctuations soient douces. Nous pouvons le faire en prenant conscience de leur développement naturel et en le neutralisant ou en l'équilibrant.

Prakrita Dosha Vaisamya

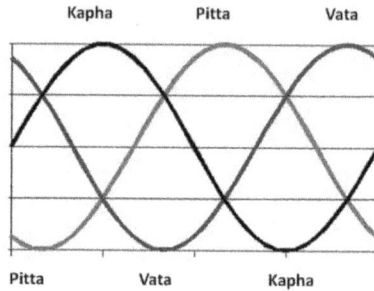

Kapha	Pitta	Vata

Pitta	Vata	Kapha

Vata Dosha

"Des attributs tels que la sécheresse et autres attributs associés avec la chaleur, provoquent une accumulation pour Vata. Lorsque ces attributs sont associés au froid, Vata est aggravé. Avec des attributs opposés tels que l'humidité associée à la chaleur, il est diminué".
(AH.SU.12.19)

1. Sanchaya (Augmentation) : La sécheresse associée à la chaleur et à d'autres attributs Vata, vont l'augmenter. De telles qualités sont la rugosité, la dureté, la légèreté, la mobilité. Ils entraînent l'accumulation de Vata, tandis que la chaleur les empêche de manifester complètement leurs attributs.

2. Prakopa (Aggravation) : Le froid associé aux attributs Vata entraîne son entière manifestation et sa phase maximale.
3. Prashama (Diminution) : La chaleur et le huileux associés aux autres attributs de Kapha tels que l'onctueux, la douceur, la lenteur et l'humidité sont de nature opposée à Vata et réduisent donc Vata.

Pitta Dosha

"Les attributs tels que le tranchant et autres attributs associés au froid, entraînent une accumulation pour Pitta. Lorsque ces attributs sont associés à la chaleur, Pitta est aggravé. Avec des attributs opposés, tels que la lourdeur, associée au froid, il est diminué".
(AH.SU.12.20)

1. Sanchaya (Augmentation) : Le froid associé aux attributs Pitta tels que le tranchant, la légèreté et le huileux entraînent une augmentation de Pitta. Le froid empêche les autres attributs Pitta d'être perturbés et n'entraînent donc que de l'accumulation.

2. Prakopa (Aggravation) : La chaleur associée aux autres attributs Pitta entraîne son entière manifestation et sa phase maximale.

3. Prashama (Diminution) : La lenteur, la lourdeur, associées au froid et aux autres attributs Kapha sont de nature opposée à Pitta et réduisent ainsi Pitta.

Kapha Dosha

"Les attributs tels que l'humidité associée au froid, entraînent une accumulation pour Kapha. Avec ces attributs associés à la chaleur, Kapha est aggravé. Avec des attributs opposés tels que la sécheresse associée à la chaleur, il est diminué."
(AH.SU.12.21)

Sanchaya (Augmentation) : Le froid et les autres attributs Kapha tels que l'humidité, la lourdeur et l'émoussé entraînent une augmentation de Kapha. Kapha reste lourd, collant et solide à cause de l'attribut froid.

Prakopa (Aggravation) : En ajoutant de la chaleur à ces attributs Kapha, Kapha est augmenté. Il en résulte ainsi parce que la chaleur a le pouvoir de liquéfier les attributs lourd et collant de Kapha, les faisant couler. Dès que Kapha est capable de couler, cela entraîne son entière manifestation et sa phase maximale. Veuillez noter que Kapha fonctionne différemment que Vata et Pitta.

Prashama (Diminution) : La sécheresse et la légèreté associées à la chaleur et aux autres attributs de Vata et Pitta sont de nature opposée à Kapha et réduisent donc Kapha.

Les Doshas sont augmentés par les attributs de même nature. Ils sont diminués par les attributs opposés. Les Doshas sont principalement augmentés par le chaud ou froid car ce sont les attributs les plus forts parmi les vingt Gunas qui ont le pouvoir de provoquer une réponse thérapeutique. Reportez-vous à ma leçon sur les Srotamsi et sur la façon dont ces deux Gunas affectent les canaux et les Dhatus qu'ils nourrissent. C'est une clé essentielle des traitements cliniques de la médecine ayurvédique.

Le Processus des Maladies

Si les Doshas sont dans un état d'équilibre, le corps peut réagir pour palier à la maladie.

Tout d'abord, les Doshas subissent une accumulation dans leurs principaux sièges respectifs (Mulasthana) : Vata dans le côlon, Pitta dans l'intestin grêle et Kapha dans l'estomac.

À ces moment-là :

1. Il se produit une aversion pour les qualités qui les font augmenter. Pour Vata, il se produit une aversion pour les qualités sèches, rugueuses, agitées, telles que la sensibilité au vent ou une aversion pour la nourriture froide et sèche. Pour Pitta, il se produit une aversion pour les attributs vifs, légers, graisseux, tels que la lumière du soleil ou la nourriture frite. Pour Kapha, il se produit une aversion pour les attributs huileux, visqueux et lourds. Il peut se produire pour Kapha une aversion pour le froid,

les produits laitiers et pour la nourriture grasse.

En même temps :

2. Il se produit un désir pour des substances ou des conditions de qualités opposées aux Doshas. Pour Vata, il peut se produire un désir de nourriture humide, douce et lourde, telle que les produits laitiers ou une envie de chaleur. Pour Pitta, il peut se produire une envie de bains frais ou de nourriture crue. Pour Kapha, une envie de boissons chaudes et d'épices.

Lorsqu'il y a un déséquilibre chronique dans le corps, celui-ci perd sa capacité de se corriger et de se rétablir. Au lieu d'entamer un processus de réduction ou Prashama, les Doshas restent dans un état d'augmentation ou Prakopa.

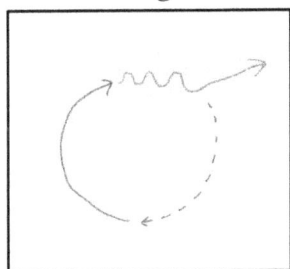

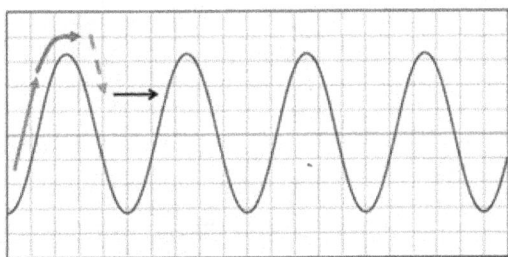

Lorsque les Doshas sont constamment augmentés ou provoqués, ils se déplacent de leur lieu d'accumulation et envahissent les divers tissus et organes du corps et entraînent diverses maladies. Pour que les Doshas diminuent, ils doivent retourner dans leur emplacement principal, lieu où ils commencent leur accumulation.

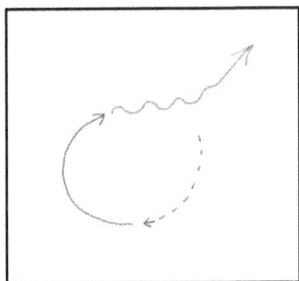

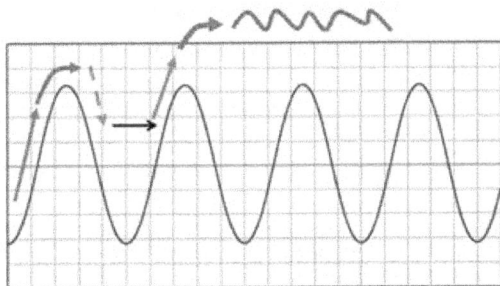

Ceci est un principe important en Ayurvéda qu'il faut garder en mémoire. En d'autres termes, pour alléger les Doshas, nous devons renverser le mouvement qui entraîne leur stimulation.

Changements saisonniers

Ce processus de croissance et décroissance des Doshas suit le cycle du temps, en particulier des saisons. Lorsque nous comprenons ces qualités, nous pouvons les appliquer à d'autres climats tels que celui de nos quatre saisons.

Vata est rattaché à la fin de l'automne lorsque l'énergie froide, sèche et sur le déclin l'emporte. Pitta est rattaché au milieu de l'été lorsque la chaleur est prédominante. Kapha est rattaché au début du printemps lorsque l'eau commence à se liquéfier, comme pendant la fonte des neiges.

Saison Europe	Aggravation	Augmentation	Diminution
15 janvier - 1 juin	Kapha	Pitta	Vata
15 avril - 15 octobre	Pitta	Vata	Kapha
1 septembre - 15 février	Vata	Kapha	Pitta

Lorsque nous les mettons en corrélation avec notre climat de quatre saisons, Vata est plus fort en novembre/décembre, Kapha en mars/avril et Pitta en juillet/ août. C'est la période de l'année pendant laquelle ils ont le plus de chance d'être stimulés.

Fin d'hiver / début du printemps Saison Kapha FROID + HUMIDE	Printemps / été Saison Pitta CHAUD + HUMIDE	Automne / début d'hiver Saison Vata FROID + SEC + VARIABLE

Kapha Prakopa	Kapha Prashama	Kapha Sanchaya
Pitta Sanchaya	**Pitta Prakopa**	Pitta Prashama
Vata Prashama	Vata Sanchaya	**Vata Prakopa**

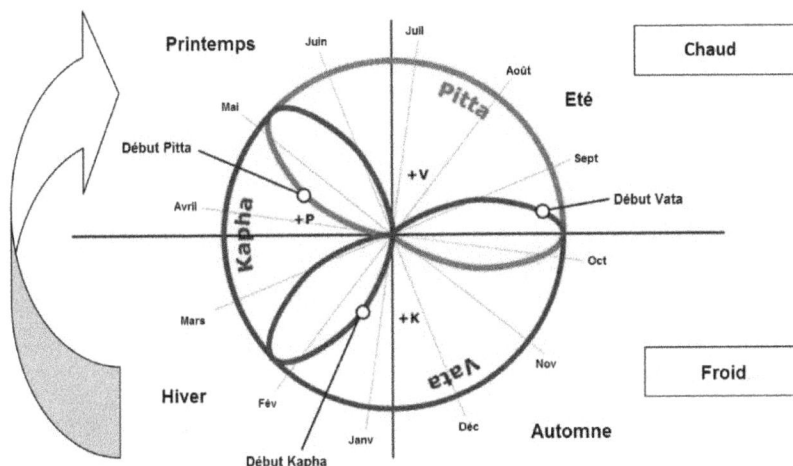

L'Ayurvéda divise l'année en trois parties selon la prédominance des trois Doshas.

Vata Dosha

Vata s'accumule l'été, est aggravé en automne et au début de l'hiver. Il est diminué à la fin de l'hiver et au printemps avec le retour de l'humidité et de la chaleur. Par conséquent, en été, nous devons faire attention à ne pas nous assécher, ni à suivre un régime alimentaire trop léger ou froid (comme par exemple trop de fruits et trop de salades) sinon nous courrons le risque d'une aggravation de Vata en automne. Nous devons nous préparer pour les dernières saisons de l'année commençant au début de l'automne avec des aliments toniques et complémentaires, en consommant de la nourriture plus riche et plus nutritive, telle que des noix, des noisettes, des huiles et des produits laitiers.

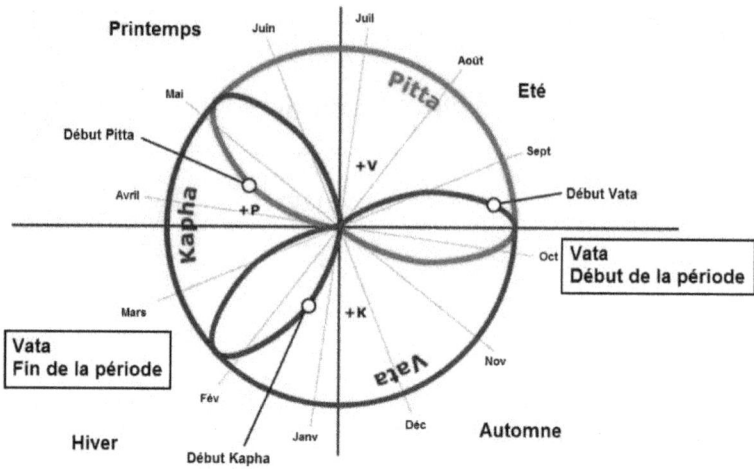

Pitta Dosha

Pitta s'accumule à la fin de l'hiver, au printemps et il augmente en été. Il est diminué en automne et au début de l'hiver avec le retour du froid et les jours qui raccourcissent. Par conséquent, au printemps, nous devons faire attention à ne pas manger de nourriture trop chaude, trop épicée, trop grasse ou frite. Au printemps, un régime purifiant le sang avec des végétaux aux feuilles vertes, des germes et des légumes empêchera l'augmentation de Pitta en été.

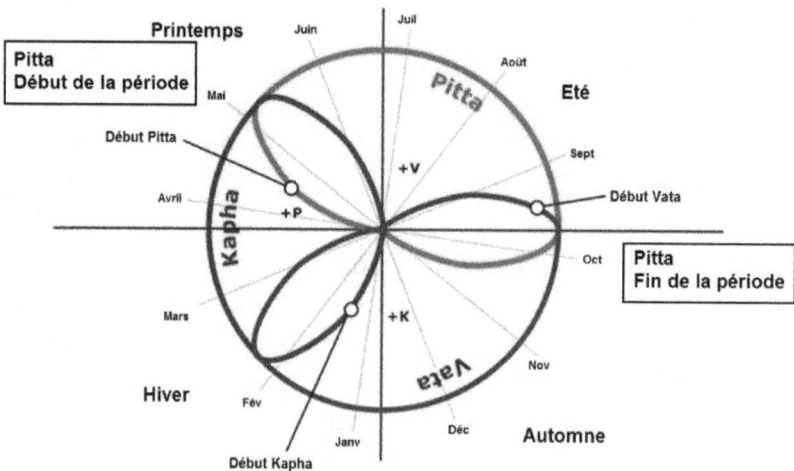

Kapha Dosha

Kapha s'accumule à l'automne et au début de l'hiver. Il est augmenté à la fin de l'hiver et au printemps. Il est diminué l'été avec la chaleur et le soleil. Par conséquent, l'hiver nous devons faire attention à ne pas manger trop de sucreries, de nourriture lourde, grasse ou formant des mucosités, sinon lorsque ces aliments se liquéfient au printemps, nous aurons trop de troubles d'ordre Kapha. À la fin de l'hiver, nous devrions absorber davantage d'épices, avoir un régime alimentaire plus léger, peut-être jeûner, prendre des bains de vapeur ou des saunas ou pratiquer des exercices physiques qui aident à prévenir les maladies Kapha au printemps.

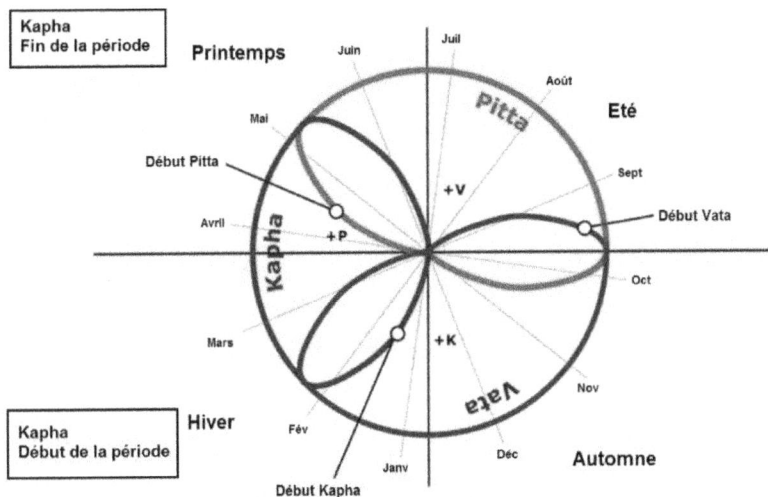

La règle générale est que les Doshas sont stimulés aux changements de saisons. Le changement du printemps à l'été aggrave Pitta. Le changement de l'automne à l'hiver aggrave Vata. Le changement de l'hiver au printemps aggrave Kapha. Des changements soudain de saisons aggravent généralement les Doshas, en particulier Vata.

Les Doshas et les moments de la journée

Dans l'horloge biologique ayurvédique, le jour est divisé en deux parties, le jour et la nuit, et commence du lever du soleil et finit au coucher du soleil. Les jours appartiennent davantage à Pitta et au feu, la nuit à Kapha et à l'eau. Par conséquent, Pitta est en général plus fort et plus prononcé la journée et Kapha la nuit.

Dosha	Jour	Nuit
Kapha	6 h à 10 h	18 h à 22 h
Pitta	10 h à 14 h	22 h à 2 h
Vata	14 h à 18 h	2 h à 6 h

Les périodes de transition (*Sandhis*) de l'aube et du crépuscule appartiennent à Vata, ce sont des périodes de grand changement qui peuvent nous agiter (et déranger Vata). Les périodes du zénith à midi et à minuit appartiennent à Pitta, ce sont des moments de pouvoir. Kapha se situe entre les deux.

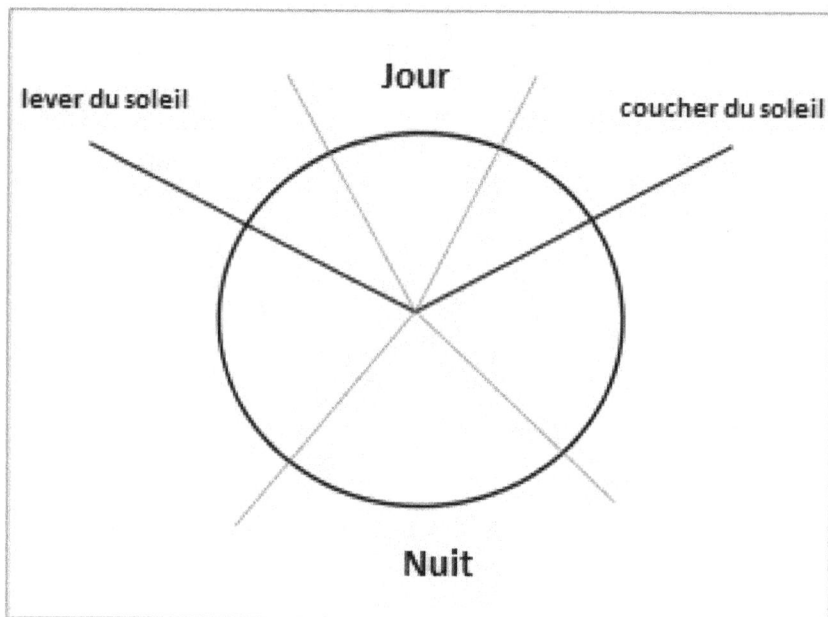

Chaque demi-journée est divisée en trois parties : la première partie appartient à Kapha, la seconde à Pitta et la troisième à Vata, parce que les trois Doshas se rapportent toujours au commencement, au milieu et à la fin dans tout processus de temps.

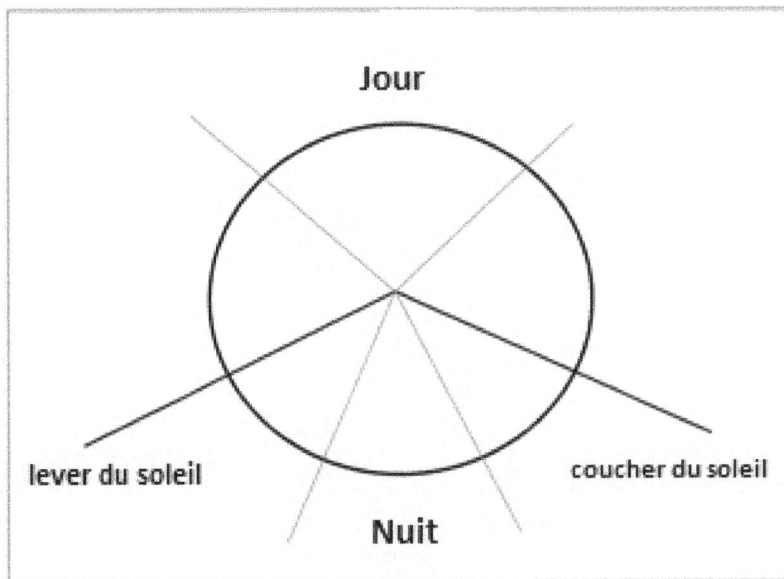

Ces moments sont seulement approximatifs, étant donné qu'ils sont naturels au lieu d'être des moments en rapport avec l'heure légale. Ils devraient être ajustés en fonction du calendrier et des changements à l'heure d'été. Les moments Vata se terminent peu après le lever du soleil ou le coucher du soleil. Les moments Pitta commencent peu avant midi et minuit.

Par conséquent l'été, lorsque les jours sont plus longs, les moments qui appartiennent aux Doshas seront plus longs le jour et plus courts la nuit. L'inverse est vrai durant l'hiver.

Pendant la journée, Kapha est augmenté le matin, diminué à midi et accumulé l'après-midi. Pitta est accumulé le matin, augmenté à midi et diminué l'après-midi. Vata est diminué le matin, accumulé à midi et augmenté l'après-midi, en particulier au coucher du soleil.

Pendant la nuit, Kapha est augmenté le soir, diminué à minuit et accumulé tôt le matin. Pitta s'accumule le soir, est augmenté à minuit et diminué tôt le matin. Vata est diminué le soir, s'accumule à minuit et augmente tôt le matin, en particulier à l'aube.

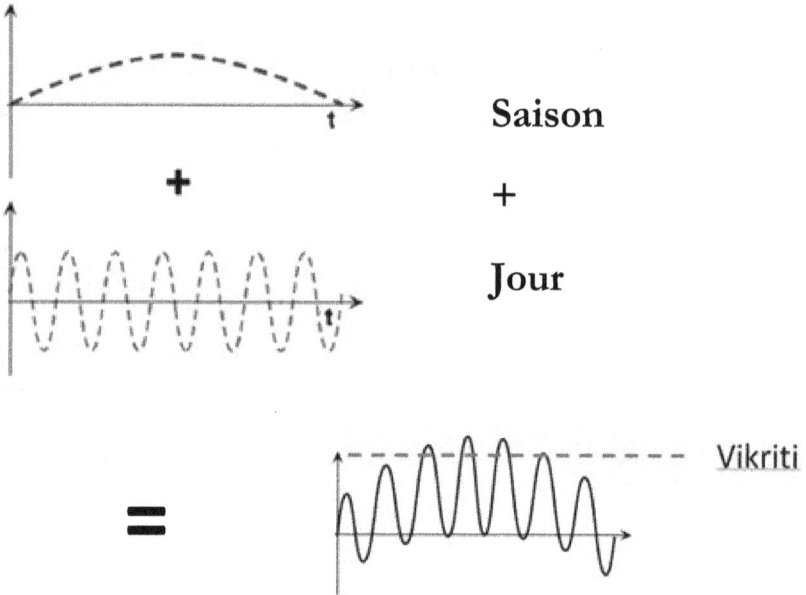

Saison

+

Jour

En général, Kapha est plus sérieusement augmenté le matin, devenant liquide après son accumulation de la nuit. Il est efficace à jeun pour soulager un excès de Kapha.

En général, Pitta est plus augmenté à un niveau superficiel la journée, comme par exemple l'apparition d'éruptions cutanées. Il est augmenté à un niveau plus profond la nuit, comme par exemple avec les ulcères.

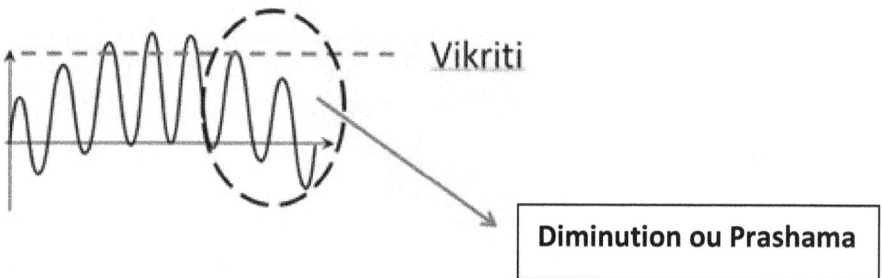

Vata est augmenté davantage tôt le matin, avant l'aube, comme par exemple avec les insomnies mais il se manifeste souvent par de la fatigue en fin de l'après-midi.

Les Doshas et les climats

Les Doshas sont également aggravés avec les climats et les locations géographiques de même nature. Par conséquent, nous devons non seulement examiner les individus mais également l'endroit où ils vivent. Cela s'appelle « l'examen du lieu » (*desha pariksha*), faisant suite à « l'examen du moment » (*kala pariksha*), comme pour les stades de la vie et les saisons.

L'Ayurvéda reconnaît trois climats de base, le type Vata, le type Kapha et le type Pitta. Les climats Vata manquent d'eau et d'arbres, ont de nombreuses pentes et sont en général plus sauvages par nature, moins peuplés ou moins civilisés. Les climats Kapha ont beaucoup d'eau et d'arbres, sont plats, souvent marécageux, et sont habituellement plus peuplés, comme le long des rivières et de la mer. Les climats Pitta se situent entre les deux.

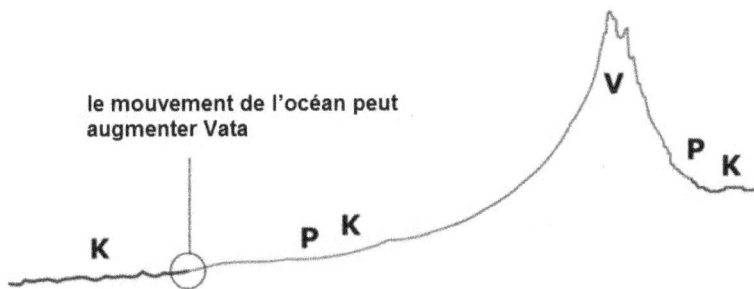

le mouvement de l'océan peut augmenter Vata

Les climats Vata ont le moins de maladies parce qu'ils ont le moins de bactéries. Les climats Kapha ont le plus de maladies. Les climats Pitta se placent à nouveau entre les deux.

Les Climats Vata

Vata a tendance à être plus élevé dans les climats froids, secs, clairs, légers, avec de grands vents et à haute altitude. Un climat typique Vata se rencontre dans les déserts d'altitude où on retrouve tous ces facteurs. Il fait frais la plupart de l'année, les précipitations sont faibles, les jours sont principalement ensoleillés, accompagnés de vent et l'altitude est élevée.

Les hautes montagnes comme les Alpes donnent des climats Vata à cause de l'air sec et raréfié, et du froid extrême de l'hiver et de la grande chaleur de l'été.

Les Climats Pitta

Pitta a tendance à être plus élevé dans les climats chauds, un peu humides et clairs et en général à une altitude modérée. L'est de l'Afrique du Nord, loin de l'océan, est typiquement Pitta (sauf l'hiver). La chaleur et les jours ensoleillés l'emportent avec une grande quantité d'humidité. Les régions tropicales chaudes sont très Pitta.

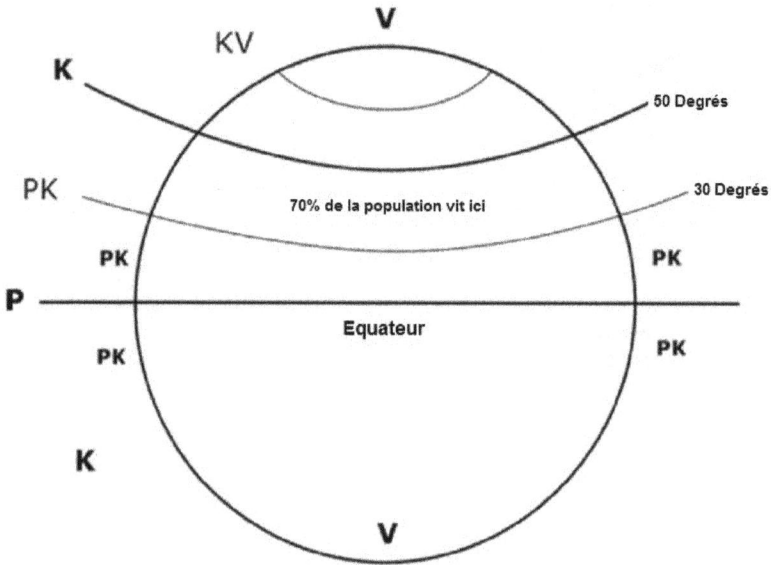

Les Climats Kapha

Kapha a tendance à être élevé dans les climats froids, humides, nuageux et à basse altitude, ou près de la mer ou des grandes nappes d'eau. On trouve des climats typiques dans le nord-est, comme dans la Région Parisienne. La pluie et l'humidité sont fréquentes toute l'année, les hivers sont froids, la plupart des jours sont nuageux, l'altitude est basse, et il fait un temps brumeux près de l'océan ou de l'eau. Une grande partie des régions de France possèdent un climat similaire, ainsi que l'Angleterre, et le nord-ouest de l'Europe. Même un climat tropical et humide, comme celui du côté ouest des Antilles, ou des Îles de Tahiti, est principalement Kapha.

Il existe également des climats possédant des types doubles. Le Massif Central, les Alpes, la Bretagne par exemple ont des climats doubles. En général les climats nordiques ou à l'intérieurs des terres sont extrêmes avec des hivers très froids et des étés très chauds, ce sont des climats doubles.

Les régions plus au nord avec du froid et davantage de précipitations (bien qu'il n'y ait pas toujours de fonte ni d'évaporation) allient les qualités Vata et Kapha. Les forêts des hautes montagnes avec un air transparent sont de nature similaire. Les régions tropicales sont généralement Pitta, mais sur des îles ou près de l'eau elles sont également très Kapha.

Certains climats sont aussi plus extrêmes que d'autres. Les climats continentaux à l'intérieur des terres ont tendance à avoir à la fois des étés plus chauds et des hivers plus froids que les régions des côtes où la température est modérée par l'océan. De tels climats qui possèdent des variations extrêmes de température auront tendance à aggraver considérablement les Doshas.

Cela ne signifie pas que les maladies ne se déclarent pas sous des climats plus modérés. Cela signifie que là, les Doshas n'augmentent pas de manière si évidente, et qu'ils ne sont pas facilement aggravés par des facteurs extérieurs.

D'autres climats ont des changements saisonniers de type différent. La plus grande partie du Sud de la France, avec un type climatique méditerranéen, possède d'une part une saison fraîche et humide, et d'autre part une saison chaude et sèche, c'est essentiellement un climat qui possède deux saisons. Le premier apporte un climat Kapha l'hiver, le dernier un climat Pitta/Vata l'été.

L'adaptation au climat

Cela ne signifie pas que nous ne pouvons pas vivre sous un climat qui possède la même nature que notre constitution mais que si nous le faisons, nous devons nous y adapter. Lors de troubles sérieux, il se peut que nous ayons à déménager, au moins jusqu'au rétablissement de notre santé.

Étant donné que nous vivons davantage à l'intérieur dans un climat contrôlé, il n'est souvent pas difficile de contrecarrer la plupart des effets de notre lieu géographique. Nous pouvons utiliser un humidificateur pour contrebalancer la sécheresse d'un climat Vata, l'air conditionné pour équilibrer la chaleur d'un climat Pitta et de la chaleur sèche, tel un chauffage à bois pour contrecarrer les lieux Kapha.

Les méthodes de régimes alimentaires et de plantes médicinales sont même plus efficaces. Dans les climats Vata, nous pouvons utiliser de la nourriture plus humide, telle que les produits laitiers, et appliquer de l'huile sur notre peau, dans les narines, etc. Sous les climats Pitta, nous pouvons consommer de la nourriture crue et des jus de fruits et utiliser des plantes amères ou des huiles rafraîchissantes telles que l'huile de noix de coco ou de bois de santal. Sous les climats Kapha, nous pouvons utiliser de nombreuses épices piquantes dans notre alimentation et effectuer davantage de travaux physiques.

L'environnement de notre habitation

Nous devons également faire attention à ne pas aggraver les Doshas par la température de notre maison. Trop de chauffage peut aggraver Pitta, trop peu aggravera Vata et Kapha. Trop d'humidité chez soi peut aggraver Kapha et Pitta. Trop peu endommagera Vata.

En général, l'environnement de notre maison est un facteur plus puissant que le climat extérieur pour permettre aux Doshas de s'accumuler. Cependant, les changements climatiques extérieurs sont plus soudains et dramatiques et sont plus susceptibles de provoquer des maladies. Lorsque le vent du début de l'hiver nous fait prendre froid, c'est souvent une manifestation de l'accumulation de Kapha et de Vata que nous avons permis à cause des facteurs provenant de notre régime alimentaire et de notre style de vie.

Il est important que nous notions les qualités auxquelles nous nous exposons le plus dans notre environnement, y compris à l'extérieur, dans notre maison, dans notre lieu de travail et dans les autres endroits où nous passons le plus de temps. Les qualités qui prédominent dans ces endroits auront tendance à provoquer des maladies de même nature, à moins que nous les compensions.

Si nous vivons sous un climat chaud et sec, que nous nous exposons fréquemment au soleil et à la chaleur, que nous travaillons dans une pièce chaude et que nous faisons beaucoup de jogging, qui est un exercice physique favorisant de la chaleur, nous accumulons des facteurs qui vont déséquilibrer Pitta. Des facteurs qui vont fortement attaquer ou fatiguer notre système, comme courir longtemps par un jour très chaud, ou comme se mettre très en colère (ce qui est une émotion chaude), peut alors provoquer Pitta et entraîner de la fièvre ou d'autres manifestations Pitta.

Les Doshas et le cycle du temps

Ce processus de développement des Doshas suit le cycle du temps. En général, Kapha marque le commencement de tous les cycles, Pitta le milieu et Vata la fin. La raison en est que le premier stade de chaque cycle participe au développement de la forme (Kapha). Le stade intermédiaire participe à la manifestation de l'énergie (Pitta). La dernière phase participe au déclin et à la désintégration de la forme (Vata).

Les stades de la vie

Le stade Kapha

Kapha marque la jeunesse, de la conception à la puberté (environ 16 ans). Pendant cette période, nous sommes encore dans l'élément eau, ou élément formateur. Nous passons par la conception et la croissance. Nos tissus se développent et nous prenons du poids, nous nous développons et nos tissus deviennent denses. Émotionnellement, nous sommes dépendants, réceptifs et nous sommes protégés, instruits et guidés.

Notre régime alimentaire est également davantage Kapha avec des produits laitiers et des aliments riches qui favorisent les substances nutritives de la croissance. Par conséquent, la plupart des maladies de notre enfance sont de nature Kapha, avec du mucus, du flegme, des rhumes, des grippes et une inflammation des glandes.

Le stade Pitta

Pitta marque l'âge intermédiaire, après la puberté jusqu'au commencement de la vieillesse (environ entre 16 et 55 ans). Le processus de croissance ralentit et se termine. C'est la période où nous mettons à exécution nos activités et nos buts. Nous devenons agressifs, ambitieux et motivés et voulons faire des choses pour nous-mêmes. Les dernières années d'adolescence (de 16 à 19 ans) avec ses rebellions et son agressivité surtout chez les garçons, indiquent cette augmentation de Pitta.

Nous commençons à aimer la nourriture davantage Pitta comme les épices, l'alcool et la viande rouge. Les troubles de Pitta sont alors plus communs, ils commencent avec l'apparition de l'acné et se terminent par des crises cardiaques et autres manifestations d'énergie trop extrême ou d'obstination dans la vie.

Le stade Vata

Vata marque la vieillesse (s'établit graduellement après 50 ans et plus particulièrement après 65 ans). Les forces de désintégration et de dégénérescence commencent leur processus. Notre fluide vital se dessèche progressivement, notre vigueur s'affaiblit, nos cheveux et nos dents tombent, nos sens, notre vue et notre ouïe diminuent progressivement et notre mémoire commence à nous faire défaut. Cela est dû au Vata élevé qui coupe progressivement le lien entre la force vitale et le corps physique.

Alors que la jeunesse marque la période de temps pendant laquelle l'énergie vitale de l'âme entre dans le corps et participe à sa formation, la période intermédiaire marque la période de temps pendant laquelle elle a créé sa forme ou son véhicule qui va lui permettre d'agir. La vieillesse marque la période de temps pendant laquelle la force vitale doit retourner à sa nature subtile parce que son lien avec la matière physique est superficiel et temporaire.

Le côté positif de cette période est de créer la sagesse et du détachement et de permettre à la personne âgée d'être un enseignant et un guide dans la vie, rôle ayant besoin d'être réintroduit de nos jours dans notre société.

Dans le processus digestif

L'augmentation et la diminution des Doshas suivent les étapes de la digestion qu'ils gouvernent :

Vata s'accumule lorsque la nourriture se trouve dans l'intestin grêle. Il est aggravé lorsque la nourriture se trouve dans le côlon, son étape de digestion. Il est diminué lorsque la nourriture se trouve dans l'estomac.

Pitta s'accumule lorsque la nourriture se trouve dans l'estomac. Il est aggravé lorsque la nourriture se trouve dans l'intestin grêle, son étape de digestion. Il est diminué lorsqu'elle entre dans le côlon.

Kapha augmente lorsque la nourriture se trouve dans le côlon. Il est aggravé lorsqu'elle se trouve dans l'estomac, son étape de digestion. Il est diminué lorsqu'elle se trouve dans l'intestin grêle.

Par conséquent, les troubles Kapha sont plus communs immédiatement après les repas, tels que la nausée et les vomissements. Les troubles Pitta se produisent environ 2 heures après sous forme de brûlures d'estomac. Les troubles Vata se produisent environ 4 heures plus tard et davantage sous forme de gaz intestinaux.

Chapitre 4 – Questions d'étude

1. Quelles sont les trois étapes du développement des Doshas ?
2. Quels sont les facteurs qui les augmentent, les aggravent et les diminuent ?
3. Comment les Doshas sont-ils liés aux divisions de la journée ?
4. Comment sont-ils liés aux saisons de l'année ?
5. Comment les Doshas sont-ils liés aux différents climats ?
6. Identifiez des climats Vata, des climats Pitta et des climats Kapha.
7. Comment les Doshas sont-ils liés à notre propre environnement ?
8. Comment les Doshas sont-ils liés au processus de digestion ?
9. Comment sont-ils liés aux étapes de la vie ?

Chapitre 5
Samprapti, Kriyakala et Dosha Gati

Selon l'Ayurvéda, le processus de maladie, *Samprapti* ou Pathologie, peut être résumé de manière simple. Les Doshas subissent une augmentation avec des facteurs aggravant (le régime alimentaire, les saisons, le style de vie, les émotions, etc., de même nature). Cela provoque une faiblesse du feu digestif (Agni). Un excès de Kapha obstrue le feu digestif de par sa nature froide et humide, un excès de Vata de par sa nature froide et mobile, un excès de Pitta de par sa nature chaude et légèrement huileuse.

Cette digestion affaiblie entraîne ensuite une masse de nourriture non digérée (Âma). Elle s'accumule dans son emplacement respectif (Mulasthana) avec le Dosha aggravé. Lorsqu'il est aggravé (Prakopa), il sort de son emplacement, obstrue les canaux et se dépose dans les endroits faibles du corps, où la maladie se manifestera.

L'Ayurvéda reconnaît six étapes dans le processus des maladies, qui ont trait au développement et au mouvement des Doshas aggravés. Elles se nomment :

Les deux premières étapes se réfèrent à l'augmentation des Doshas dans leurs emplacements respectifs et leurs cycles normal. Nous l'avons déjà abordé dans le processus général des maladies et dans la diminution des Doshas. Les quatre dernières étapes indiquent leur développement dans diverses parties du corps et sont liées à des maladies spécifiques.

1. L'accumulation   (Sanchaya)
2. L'aggravation   (Prakopa)
3. Le débordement   (Prasara)
4. La délocalisation   (Sthana Samsraya)
5. La manifestation   (Vyakti)
6. La diversification   (Bheda)

1. L'Accumulation - Sanchaya

Les Doshas commencent à augmenter dans leurs emplacements respectifs. Les causes proviennent d'un mauvais régime alimentaire, d'une inadaptation saisonnière, d'un style de vie incorrect, de troubles psychologiques et de tous les facteurs habituels qui augmentent le Dosha spécifique, ce que nous avons déjà abordé. Cette accumulation produit des symptômes légers de forme "j'aime, je n'aime pas". Un désir survient (j'aime) pour les choses qui ont la qualité opposée au Dosha augmenté, et une aversion pour les choses qui ont la même qualité. Si la personne reconnaît ces tendances et agit en conséquence, les Doshas vont revenir à leur condition normale. Si ces tendances ne sont pas reconnues et que la personne continue à se permettre des nourritures et des comportements néfastes pour sa santé les Doshas vont continuer à augmenter.

Les symptômes énumérés ci-dessous sont encore légers à ce stade :

Vata Chaya commence à s'accumuler dans le côlon entraînant une dilatation, des gaz, de la fatigue et de la sécheresse.

Pitta Chaya commence à s'accumuler dans l'intestin grêle, produisant l'acidité, de l'amertume dans la bouche, une coloration jaunâtre de la peau et de l'irritabilité.

Kapha Chaya commence à s'accumuler dans l'estomac entraînant de la lassitude, de la lourdeur, de l'indigestion et de la paresse.

2. L'Aggravation - Prakopa

Les Doshas continuent à augmenter dans leurs emplacements respectifs y entraînant une augmentation de la puissance des symptômes, et avec la force de cette accumulation, des symptômes commencent à se manifester dans d'autres parties du corps contrôlées par ce Dosha. Les symptômes sont encore de nature modérée, mais la personne ne se sent pas bien. Elle peut encore effectuer les tâches habituelles et guérira si elle modifie son régime alimentaire et son hygiène de vie. Négliger de prendre les mesures adéquates entraînera l'étape suivante de la maladie.

- Vata Prakopa entraîne une plus grande accumulation de gaz avec des borborygmes (des gargouillements intestinaux), ainsi qu'une dilatation dans la partie supérieure de l'abdomen.

- Pitta Prakopa entraîne une augmentation de l'acidité, de la régurgitation acide, des brûlures dans l'abdomen et une soif excessive.

- Kapha Prakopa entraîne un manque d'appétit, des indigestions, de la nausée, une augmentation de la salivation et un dégoût de la nourriture en général.

3. Le Débordement - Prasara

Les Doshas ont désormais rempli leurs emplacements respectifs et commencent à déborder dans les sièges des autres Doshas. Ils pénètrent à l'intérieur du plasma et du sang et se répandent à l'extérieur du système digestif. Les Doshas ne restent plus dans un endroit précis et peuvent désormais pénétrer dans les organes et les tissus du corps, ce qui provoque de nombreux dommages et favorise l'apparition de nombreuses maladies. Cependant, les symptômes sont toujours généraux, mais forts, et ne se sont pas encore localisés à un endroit précis.

Les Doshas se déplacent dans des directions différentes entraînant divers troubles et dysfonctionnements. La nature et l'emplacement de ces complications dépendent de la direction du déplacement des Doshas par Vata (potentiellement, elles peuvent se déplacer dans n'importe quelle direction, vers le haut, le bas, d'un côté ou de l'autre, mais iront vers l'endroit où c'est le plus facile pour elles de se déplacer). Elles entrent en contact avec Ama et les déchets du corps (Mala) et se mélangent à eux.

Un traitement doit maintenant être entrepris à ce stade où les Doshas ne retrouvent pas leur état normal. Si le traitement est suivi, les symptômes forts vont disparaître et les Doshas vont retrouver l'état normal. Si aucun traitement n'est suivi, les Doshas vont continuer à augmenter et le stade suivant va se manifester.

- Vata Prasara entraîne une peau sèche, de la douleur ou de la rigidité dans les articulations, des douleurs lombaires, des céphalées, de la toux sèche, de la fièvre intermittente, une douleur abdominale avec de la constipation et un transit intestinal douloureux, ainsi qu'une fatigue générale.
- Pitta Prasara entraîne des maladies inflammatoires, de la conjonctivite, gingivite, des céphalées, de la fièvre, des vomissements bilieux, ainsi que de la diarrhée avec une sensation de brûlure.
- Kapha Prasara entraîne de la toux, une difficulté à respirer, des glandes enflées, une légère fièvre, des vomissements, l'indigestion, l'épuisement et du mucus dans les selles.

4. La Délocalisation / Réimplantation - Sthana Samsraya

Les Doshas se relogent eux-mêmes dans des endroits spécifiques du corps. Ayant pénétré dans les tissus à travers le système sanguin (Rasa Dhatu), ils créent un nouvel emplacement de symptômes de maladies de nature plus spécifique. Les Dhatus commencent à être affectés à ce stade à cause de l'accumulation des Doshas, d'Ama, et de Mala dans leur Srotas et leur Kalas.

Les Dhatus ne sont pas facilement perturbés, parce qu'ils sont protégés par l'Ojas accumulé dans leur domaine. Ce Dhatu Ojas a été stocké avec le temps grâce à une bonne digestion. Il forme ce que l'on appelle "le Dhatu Bala". Tant que ce Bala est suffisant, le Dhatu ne sera pas victime de la maladie. Le Dhatu Ojas est réduit par les mêmes facteurs que ceux qui réduisent Ojas en général.

Cependant, les Srotamsi, en tant que système de communication, sont grandement affectés à ce stade du processus de la maladie. Ils transportent le Dosha en excès, Ama et Mala, ils sont alors affaiblis et leur fonctionnement devient anormal. Les Srotamsi deviennent anormaux de quatre façons :

1. Une circulation excessive (Atipravritti)
2. Une circulation insuffisante (Sanga)
3. Une circulation obstruée (Granthi)
4. Une circulation hors du canal (Vimargagamana)

Parmi ces circulations inadaptées celle qui entraîne le plus de désordres est la circulation insuffisante. L'emplacement (Dhatu, organe, glande, etc.) qui contient le Srota le plus affecté devient malade. Le Dhatu affecté par ce Srota perd Ojas et devient faible et malade. Si l'Ojas et l'Agni des Dhatus sont forts, ils résisteront longtemps. Si le traitement est donné et suivi pendant cette période, alors les dommages sur les Dhatus et les Srotas peuvent être évités.

C'est le stade le plus critique de Kriyakala parce que c'est le moment où le Dhatu Agni peut devenir perturbé et permet l'accumulation d'Ama et Mala dans le Dosha, dans la zone qu'il contrôle. À ce stade interviennent nombre de facteurs. Invasion des Doshas dans Srota et Dhatu, déformation et dysfonctionnement des Srotamsi, baisse des Dhatus Ojas et Bala, accumulation d'Ama et Mala dans les Srotas et les Dhatus à la fois. Tous ces facteurs constituent les prérequis de la manifestation de la maladie.

Les facteurs mentionnés ci-dessus sont à l'origine des symptômes préliminaires (Purva Rupa) qui sont de nature soit générale soit spécifique. Les symptômes généraux (Samanya) ont des attributs qui sont à l'opposé de la Prakriti de la personne ou du Dosha responsable du problème. Les symptômes spécifiques (Vishista) ont les mêmes attributs que le Dosha provoquant la maladie et sont les premières manifestations de la maladie en préparation au stade cinq du Kriyakala.

5. La Manifestation - Vyakti

À ce stade, les Doshas manifestent un ensemble de symptômes spécifiques à ces endroits spécifiques. Nous pouvons désormais identifier des maladies telles que l'asthme, le diabète, l'arthrite ou toute autre maladie présente. Les symptômes de ces maladies sont à leur début mais sont spécifiques et ne sont plus les mêmes que les Doshas en mouvement.

À ce stade, la manifestation de la maladie va dépendre des facteurs normaux d'âge, sexe, Prakriti, Bala, Ojas et de la force de la maladie (Dosha, Ama, Mala) elle-même. À ce point l'Ayurvéda commence à classer les maladies selon le(s) Dosha(s) responsable(s) du désordre. Si un Dosha est responsable il est alors appelé Doshaja (par exemple si Vata est responsable de la maladie, on l'appelle alors Vataja). S'il s'agit de deux Doshas à la fois, on les appelle Dvidoshaja ou Dvandvaja. Pour les trois Doshas ensemble on dit Tridoshaja.

Avec un traitement approprié, la maladie peut encore être contrôlée à ce stade. Cependant, plus ce stade se développe longtemps, plus il est probable que les Dhatus ou Srotas soient définitivement endommagés. Par conséquent, un traitement doit être envisagé dès que possible par le patient et le traitement doit être suivi jusqu'à ce que tous les symptômes disparaissent. Dans certains cas, la maladie peut déjà être incontrôlable et elle progresse vers le stade suivant par elle-même.

6. La Diversification – Bheda

Pendant cette étape de la maladie les anomalies deviennent profondes et irréversibles. Souvent, en dépit des meilleurs traitements, les symptômes vont continuer et la maladie va se développer. Ceci rend le patient faible et débilité. Les Dhatus perdent leur contrôle et la capacité à s'entretenir seuls. Alors les complications commencent à permettre l'irruption de désordres secondaires dans les Dhatus et Srotas affaiblis. La puissance de ces symptômes et des complications varie d'une personne à l'autre, les rendant ainsi plus difficiles à diagnostiquer et à traiter.

Avec de la chance, un bon médecin, un patient positif et

l'intervention divine, à ce stade la maladie peut être encore contrôlée, et la personne pourra vivre longtemps, mais sous traitement médical constant. En l'absence d'un bon traitement, ce stade débouche sur la mort ou la dégénérescence de toutes les fonctions physiques et mentales.

Ce dernier stade de la maladie peut être local aussi, se manifestant par exemple par une tumeur ou un abcès. Donc, dans ces cas l'Ayurvéda prescrit la chirurgie pour enlever la partie malade du corps.

Ce stade peut aussi présenter des désordres aigus comme un rhume qui dégénère en bronchite et puis en pneumonie. Ce type de maladies aiguës se développent très vite (souvent en plusieurs heures) et sont curables parce que Ojas et le Dhatu Bala sont forts. Cependant, dans le cas d'une fièvre, même les maladies aiguës peuvent entraîner la mort au sixième stade si elles ne sont pas rapidement et efficacement traitées par un médecin (voir "*Madhava Nidhana*", Introduction)

En conclusion, l'accumulation des Doshas est ainsi identique au développement des semences. Telle une semence, elle se reloge à un endroit faible du corps où elle se développera en un arbre qui manifestera les symptômes complexes entièrement développés d'une maladie.

Pendant les trois premiers stades du processus de la maladie les nourritures et activités malsaines entraînent une augmentation des Doshas et aussi la perturbation de Kostha Agni ou de Jathar Agni. À partir du déséquilibre du Dosha et d'Agni apparaissent les anormalités dans les Dhatus, les Srotas, et Ojas, qui est dépendant du bon fonctionnement des Dhatus et des Srotas.

Jathar Agni devient anormal (*Manda, Tikshna* ou *Vishama*) à cause de l'ingestion de nourritures malsaines et de l'augmentation des Doshas. Une augmentation de Vata entraîne Vishama Agni. L'augmentation de Pitta entraîne Tikshna Agni. L'augmentation de Kapha entraîne Manda Agni. Ceci a pour résultat l'accumulation d'Ama dans le système digestif (*Koshta*). Ama commence alors à se mélanger aux nourritures digérées (Ahara Rasa) et avec le Dhatu Rasa.

Les six étapes de la maladie et les traitements

La règle générale dans les traitements est qu'il est toujours plus facile de traiter les Doshas lorsqu'ils sont encore situés dans leurs emplacements respectifs. Les stades de l'accumulation et de l'aggravation sont encore faciles à traiter. Le stade du débordement est le stade transitoire et il est par conséquent déjà plus difficile à traiter.

Durant la phase de délocalisation ou d'implantation, seuls des symptômes préliminaires de la maladie sont en évidence et la vitalité est encore forte, aussi le traitement n'est pas encore trop difficile mais doit être poursuivi.

Les deux derniers stades présentent une maladie entièrement développée. La maladie a évolué et cela prendra du temps et beaucoup d'efforts pour la rectifier. Elle fait désormais partie de notre nature et de notre vie et exige un changement radical de notre style de vie afin de la faire reculer. Atténuer ou guérir les maladies entièrement développées prend généralement des mois de thérapies naturelles pour chaque année de maladie, car la force vitale est déjà perturbée par la maladie et peut s'être unie à elle.

À cet effet, nous devrions noter que toutes les maladies peuvent être traitées à l'emplacement d'accumulation du Dosha qui les a provoquées. Ainsi, même si nous ne sommes pas en mesure de différencier les stades, le degré et la diversification d'une maladie, si nous pouvons au moins établir sa base doshique, nous serons à même de la traiter de manière efficace bien que ce soit de manière générale.

La phase d'accumulation est la racine de toute maladie. Tant que le Dosha s'accumule, cela signifie qu'il va empirer. Ainsi, en arrêtant l'accumulation, nous sommes à même de la soulager avec le temps, même si la maladie a progressé bien au-delà de ce stade.

Les trois chemins de la maladie

Nous différencions trois chemins pour les maladies qui permettent le mouvement des Doshas hors de leur siège principal vers le système digestif (Koshta). Les chemins de la maladie permettent la manifestation du Dosha Gati ou mouvement des Doshas.

1. Le chemin intérieur (Antara Marga)
2. Le chemin extérieur (Bahya Marga)
3. Le chemin central (Madhyama Marga)

Le chemin intérieur de la maladie – Antara Marga

Le "chemin intérieur de la maladie" se compose du système digestif allant de la bouche à l'anus. Ce chemin s'appelle intérieur, non pas parce que la maladie se produit à l'intérieur des tissus et des organes, mais parce que le système digestif forme un canal à l'intérieur du corps. Ainsi, ne vous méprenez pas sur le terme "intérieur" et n'allez pas penser que ce chemin a un lien avec le mental ou les tissus profonds. Il n'en a aucun.

À cet endroit, les maladies, sont faciles à traiter, car il est possible de les éliminer du corps directement par le système digestif qui est la route principale pour éliminer les toxines. On y trouve des maladies qui sont principalement des maladies du système digestif. Les Doshas y résident dans leurs stades d'accumulation et de provocation mais peuvent également se répandre et se déposer dans d'autres lieux.

Certains commentateurs placent le Dhatu Rasa ici comme faisant partie du chemin intérieur bien que *Chakrapani* (le plus grand commentateur du *"Caraka Samhita"*) affirme que le Dhatu Rasa fait partie du chemin suivant. Ceci est conforme à l'expérience clinique du Vaidya Atreya Smith.

Le chemin extérieur de la maladie – Bahya Marga

On dit que le "chemin extérieur de la maladie" comprend le Dhatu Rasa (la peau) et le Dhatu Rakta (les tissus superficiels). Ils sont extérieurs et ont tendance à se produire davantage à l'extérieur du corps. Les maladies sont plus difficiles à traiter car elles ont déjà pénétré à l'intérieur des tissus. Ces maladies comprennent les maladies de peau, les problèmes lymphatiques, et les maladies de sang toxique.

Les Doshas pénètrent à l'intérieur de ce chemin dans leur stade de débordement et peuvent très bien se redéposer à cet endroit. Bien que nous l'appelions le chemin extérieur de la maladie, il est plus profond et davantage à l'intérieur des tissus que le chemin interne de la maladie.

Certains commentateurs placent les Dhatu Mamsa et Meda ici également. Il est intéressant de considérer Mamsa comme faisant partie de ce chemin parce que l'Upadhatu de Mamsa est aussi la peau (Tvak) qui peut être liée soit au Dhatu Rasa soit à l'Upadhatu Mamsa. Du point de vue clinique il peut se présenter des cas où le chemin extérieur implique le Dhatu Mamsa. Cependant, en moyenne, utiliser les Dhatus Rasa et Rakta comme chemin extérieur donne de bons résultats cliniques, conformément à l'expérience clinique du Vaidya Atreya Smith.

Le chemin central de la maladie – Madhyama Marga

Le "chemin central de la maladie" comprend les tissus profonds : les Dhatus Mamsa, Meda, Ashti, Majja et Shukra. On l'appelle littéralement "le chemin central de la maladie " parce qu'il se produit entre le chemin extérieur, la peau, et le chemin intérieur, le système digestif, et non parce qu'il est de nature modérée dans les maladies qu'il produit.

Les points et les organes les plus sensibles du corps sont touchés à cet endroit, tels que la tête, le cœur, la vessie, les organes génitaux, l'anus, les articulations et les os ; on les appelle les "organes vitaux" en Ayurvéda. À ce niveau sont aussi inclus les Maha Marmas ou les principaux emplacements du Prana dans les Marmas.

À cet endroit, les maladies sont enracinées au plus profond et sont plus difficiles à traiter. La plupart des maladies chroniques et dégénératives proviennent de cet endroit, allant du cancer à l'arthrite. Les Doshas arrivent à cet endroit seulement après s'être répandus à travers les tissus superficiels. Là, les maladies présentent une accumulation de toxines à l'intérieur des tissus les plus profonds du corps.

Les chemins extérieur et central de la maladie forment les sept tissus du corps. Les deux premiers, les Dhatus Rasa et Rakta, en tant que tissus extérieurs et les cinq suivants : les Dhatus Mamsa, Meda, Ashti, Majja et Shukra en tant que tissus central.

Mouvement des Doshas à travers les chemins de la maladie (Dosha Gati)

Les facteurs qui poussent les maladies à se déplacer du système digestif et à entrer dans les tissus sont "les exercices physiques excessifs, la nourriture trop chaude ou trop épicée, les styles de vie inadéquats et le fait qu'ils sont transportés par Vata". Ceux-ci aident à transporter facilement les Doshas dans les tissus, parce qu'ils ouvrent les canaux à la maladie.

Ces facteurs de maladie quittent les tissus profonds pour retourner dans le système digestif grâce à la "purification des ouvertures des canaux", en particulier lors des thérapies de massages à l'huile et la sudation, ainsi que par le contrôle de Vata et par un style de vie correct. Cela ouvre les canaux (Srota) afin d'expulser les facteurs de maladie.

Facteurs qui perturbent le fonctionnement des Srotamsi

Quand les Doshas passent par le Kriyakala (par les six étapes de la maladie) en fait ils utilisent le système des Srotas. Comme il est expliqué dans le Volume Un, sur l'Anatomie et la Physiologie, les Srotas ont quatre fonctionnements déséquilibrés et un fonctionnement sain. Ceux-ci sont représentés par différents "flux" ou mouvements à travers les canaux.

Les Doshas subissent des augmentations (Sanchaya) dans leur propre domaine, le chemin intérieur (Antara Marga). Une fois qu'ils entrent dans la seconde étape de l'aggravation (Prakopa) les Doshas commencent à employer leurs propres Srotas pour se déplacer dans leurs zones respectives de fonctionnement. À la troisième étape du débordement (Prasara) les Doshas ont complètement investi le système des Srotas et, de là jusqu'aux trois étapes suivantes, les Srotas sont fortement manipulés par les Doshas. Ci-dessous vous trouverez les citations extraites du Caraka Samhita, Vimanasthana, Chapitre 5, Sutras 10 - 22 qui expliquent les causes des dysfonctionnements des Srotas. Vous trouverez ensuite une section expliquant les changements des Srotas à partir de l'aggravation des Doshas et de Kriyakala.

1. "Les canaux qui transportent le Souffle ou la force vitale (Pranavaha Srotas) sont endommagés par la malnutrition, la suppression des envies naturelles, par trop de sécheresse, par l'effort physique lorsque l'on a faim et par d'autres pratiques nuisibles similaires."

Les facteurs qui affaiblissent le mouvement de Prana sont principalement ceux qui aggravent Vata, parce que le Prana est Vata. D'autres facteurs incluent le fait de fumer, la pollution de l'air, parler fort ou hurler, trop chanter et l'excès d'exercices physiques.

2. "Les canaux qui transportent la Nourriture (Annavaha Srotas) sont endommagés par l'excès alimentaire, par le fait de manger à de mauvaises heures, par de la nourriture malsaine et par les désordres du feu digestif."

Le système digestif est endommagé par une quantité de nourriture inadéquate, par des repas irréguliers et pris à n'importe quelle heure, et par de la nourriture de faible qualité nutritionnelle telle que de la nourriture vieille, desséchée, en conserve, artificielle ou de mauvaise qualité. Ainsi que tout fonctionnement anormal du feu digestif.

3. "Les canaux qui apportent l'Eau (Ambhuvaha ou Udakavaha Srotas) sont endommagés par l'exposition à la chaleur, par la nourriture mal digérée (Ama), par la peur, par l'absorption d'alcool, par trop d'aliments secs et par une soif excessive."

Ce sont des facteurs qui augmentent principalement Vata et Pitta et qui travaillent principalement en réduisant l'eau du corps, ce qui rend le fonctionnement de ces canaux difficile, et qui cause principalement la déshydratation.

4. "Les canaux qui transportent le Plasma (Rasavaha Srotas) sont endommagés par l'absorption de nourriture trop lourde, trop froide, qui forme trop de mucus, par des excès alimentaires et par une anxiété excessive."

Les facteurs qui endommagent le plasma et le système lymphatique sont principalement ceux qui aggravent Kapha et qui augmentent le mucus, tels que les sucreries et les produits laitiers.

5. "Les canaux qui transportent le Sang (Raktavaha Srotas) sont endommagés par la nourriture et les boissons trop stimulantes (Vidahi), grasses, chaudes et liquides et trop exposées à la chaleur et au soleil."

Les facteurs qui endommagent le système circulatoire sont principalement ceux qui aggravent Pitta. Les aliments chauds, épicés, aigres, gras et salés, et la nourriture sucrée, lourde, grasse et huileuse, les viandes, etc.

6. "Les canaux qui alimentent les Muscles (Mamsavaha Srotas) sont endommagés par la nourriture trop grasse et liquide (Abhisyandi), trop grossière ou lourde, et par le sommeil durant la journée."

Les facteurs qui endommagent le système musculaire sont principalement ceux qui augmentent Kapha, en particulier ses attributs de lourdeur. De mauvais exercices peuvent également y contribuer.

7. "Les canaux qui transportent la Graisse (Medovaha Srotas)

sont endommagés par le manque d'exercices physiques, par le sommeil durant la journée, par une alimentation trop grasse, de la nourriture huileuse et par une consommation trop grande d'alcool."

Les facteurs qui augmentent les tissus adipeux et entraînent l'obésité sont également principalement ceux qui augmentent Kapha, c'est à dire lourds, gras et contenant de l'eau.

8. "Les canaux qui alimentent les Os (Asthivaha Srotas) sont endommagés par les efforts excessifs qui secouent et fatiguent les os et par des régimes qui augmentent Vata."

Les facteurs qui endommagent les os sont principalement ceux qui augmentent Vata, tels que les régimes légers, secs ou insuffisants. L'activité trop irrégulière ou trop extrême tend à endommager les os.

9. "Les canaux qui alimentent les Nerfs et la Moelle (Majjavaha Srotas) sont endommagés par les fractures des os, les os déboîtés, ou broyés, par des douleurs violentes ou par une mauvaise combinaison alimentaire."

Le système nerveux est endommagé principalement par les traumatismes, physiques ou émotionnels, y compris les sensations trop choquantes tels que la violence ou le bruit, bien qu'un régime alimentaire perturbateur puisse également le déséquilibrer avec le temps. Les gaz intestinaux peuvent également aggraver l'état des nerfs.

10. "Les canaux qui transportent le Fluide Reproducteur (Shukravaha Srotas) sont endommagés par l'assouvissement sexuel à de mauvais moments, par la suppression des désirs sexuels, par la promiscuité et par la chirurgie."

Le système reproducteur est déséquilibré par une activité

sexuelle inadéquate. La chirurgie, bien que parfois nécessaire, tend à endommager les tissus les plus profonds du corps de par sa nature puissante. La chirurgie ici comprend l'application de la chaleur. Un exemple moderne extrême en est la chimiothérapie.

11. "Les canaux qui transportent la Sueur (Svedavaha Srotas) sont endommagés par des exercices physiques excessifs, par l'exposition à la chaleur, par l'absorption de nourriture trop chaude ou trop froide et par les émotions telles que la colère, la peine et la peur."

Des exercices physiques excessifs, la chaleur, de la nourriture chaude et des émotions chaudes telles que la colère favorisent une trop grande quantité de sueur. De la nourriture trop froide et des émotions froides telles que la tristesse et la peur nous font frissonner et arrêtent la production de sueur.

12. "Les canaux qui transportent les Excréments (Purishavaha Srotas) sont endommagés par le fait de retenir l'envie de déféquer, le fait de manger trop, de manger avant la digestion du repas précédent ou par le feu digestif insuffisant des personnes maigres."

Les facteurs qui déséquilibrent le système excrétoire sont semblables à ceux du système digestif auxquels s'ajoute l'irrégularité, en ce qui concerne les pulsions.

13. "Les canaux qui transportent l'Urine (Mutravaha Srotas) sont endommagés par l'absorption démesurée de nourriture et de boissons, par une activité sexuelle immodérée, par le fait de se retenir d'uriner, par les maladies qui affaiblissent et par les traumatismes."

Le système urinaire est facilement perturbé par une mauvaise utilisation des organes urinaires et génitaux et par tout traumatisme ou faiblesse, y compris des voyages en trop grande quantité, parce que les reins sont des organes sensibles.

Des symptômes particuliers pour les deux autres systèmes féminins ne sont pas cités mais ce qui suit pourrait s'appliquer à eux :

14. Les canaux qui transportent le Fluide Menstruel (Artavavaha Srotas) sont endommagés par les mêmes facteurs que ceux endommageant le système reproducteur (Shukavaha Srotas), tels qu'une activité sexuelle excessive ou insuffisante, ainsi qu'une alimentation inadéquate et des facteurs émotionnels tels que la colère, la tristesse et la peur.

15. Les canaux qui transportent le Lait Maternel (Stanyavaha Srota) sont endommagés par la suppression du lait maternel (en ne nourrissant pas l'enfant), en n'ayant pas d'enfant, ou en nourrissant l'enfant au sein trop longtemps. Une insuffisance du Dhatu Rasa aura aussi une influence directe sur le fonctionnement de ce Srota, parce que le lait maternel est un Upadhatu du Dathu Rasa.

Les canaux du système mental sont endommagés principalement par des facteurs émotionnels.

16. Les canaux qui transportent les pensées (Manovaha Srota) sont endommagés par la suppression des émotions, par les drogues, par l'exposition à des stimuli sensoriels extrêmement forts (telle que la musique forte, regarder trop longtemps la télévision, l'ordinateur, etc.).

Dysfonctionnement des Srotamsi

Vata est responsable de tous les mouvements à travers les Srotamsi, bien que Pitta et Kapha puissent provoquer des problèmes de diverses façons :

Circulation excessive - provoquée par Vata, ou Pitta
Circulation insuffisante - provoquée par Kapha, Vata, ou Pitta

Circulation bloquée - provoquée par Vata, Kapha ou Pitta
Circulation hors du canal - provoquée par Vata, Pitta ou Kapha

Le blocage de la circulation provoque de la douleur et souvent une formation de masses ou de tumeurs. L'obstruction peut entraîner également une infection ou une inflammation. Cela entraîne souvent le vide du canal approprié ou une circulation dans une mauvaise direction. Une circulation dans la mauvaise direction implique souvent un mouvement inversé dans le canal (comme le vomissement). La circulation hors du canal en général comporte habituellement de graves dommages pour les vaisseaux et souvent des traumatismes ou des blessures.

Les systèmes qui possèdent une circulation à travers les canaux, clairement définie et facile à observer tels que les systèmes digestifs ou urinaires, peuvent être examinés par leurs produits, comme la quantité d'urine pour le dernier.

Les systèmes qui servent davantage à construire les tissus doivent être examinés davantage par le genre de tissus qu'ils produisent. Une circulation excessive sera généralement un approvisionnement en excès de substances nutritives dans les tissus, une circulation insuffisante, un approvisionnement insuffisant. Par conséquent, ils sont souvent associés aux états excessifs et insuffisants des tissus. Par exemple, une circulation excessive des canaux du sang implique généralement un excès de sang et, une circulation insuffisante entraîne une insuffisance de sang.

Une circulation excessive peut également être impliquée dans un mouvement excessif des tissus ou dans une augmentation de son taux de mouvement, une circulation insuffisante dans un mouvement insuffisant va diminuer son taux. De la même manière, une circulation excessive dans les canaux du sang peut causer des palpitations ou un pouls rapide. Le blocage de la circulation a tendance à causer un blocage des mouvements des tissus, par exemple, des crampes musculaires intenses.

De mauvaises circulations peuvent entraîner l'un ou l'autre. Une circulation insuffisante peut conduire à une circulation excessive, ou bien une circulation excessive dans un tissu peut conduire à une circulation insuffisante dans un autre parce que le corps essaye de régulariser sa circulation.

Ci-dessous vous trouverez des mauvaises circulations typiques à travers les canaux :

1. Pranavaha Srotas / système respiratoire
    A. Circulation excessive - respiration rapide, hyperventilation
    B. Circulation insuffisante - respiration lente ou superficielle, manque de souffle
    C. Circulation bloquée - respiration difficile (dyspnée), toux, respiration bruyante, asthme, hernie hiatale.
    D. Circulation hors du canal approprié - perforation des poumons

2. Annavaha Srotas / système digestif
    A. Circulation excessive - appétit excessif, hyperacidité (sécrétions digestives excessives), diarrhée
    B. Circulation insuffisante - manque d'appétit, manque d'acidité (sécrétions digestives insuffisantes), anorexie, constipation
    C. Circulation bloquée - obstruction intestinale, tumeurs
    D. Circulation hors du canal approprié - vomissements, perforation de l'estomac ou des intestins (ulcère perforé)

3. Ambhuvaha Srotas / système d'absorption d'eau
    A. Circulation excessive - appétit excessif, sens du goût aiguisé, hypoglycémie
    B. Circulation insuffisante - nausée, manque de goût, hyperglycémie
    C. Circulation bloquée - diabète, cancer du pancréas
    D. Circulation hors du canal approprié - vomissements (de type liquide), anorexie

4. Rasavaha Srotas / plasma ou système lymphatique
    A. Circulation excessive - œdèmes (hydratation excessive des tissus), glandes enflées et congestion des lymphes

B. Circulation insuffisante - déshydratation, émaciation
C. Circulation bloquée - glandes sérieusement enflées, obstruction lymphatique, cancer lymphatique
D. Circulation hors du canal approprié - saignements, toux avec sang

5. Raktavaha Srotas / système circulatoire
    A. Circulation excessive - pouls rapide, palpitations, hypertension
    B. Circulation insuffisante - pouls lent, tension trop basse, varices
    C. Circulation bloquée - arythmie (battements du cœur irréguliers, cœur qui saute un battement), dilatation du foie et de la rate, caillots de sang (comme dans la phlébite), tumeurs, crises cardiaques
    D. Circulation hors du canal approprié - saignements ou hémorragies en général

6. Mamsavaha Srotas / système musculaire
    A. Circulation excessive - hyperactivité musculaire, tremblements
    B. Circulation insuffisante - manque d'activité musculaire, spasmes, manque de tonus musculaire
    C. Circulation bloquée - tumeurs musculaires, inflammation chronique du tissu musculaire
    D. Circulation hors du canal approprié - déchirement du tissu musculaire

7. Medovaha Srotas / système adipeux
    A. Circulation excessive - œdème, obésité
    B. Circulation insuffisante - amaigrissement, peau sèche
    C. Circulation bloquée - tumeurs grasses (sous-cutanées et bénignes en général)
    D. Circulation hors du canal approprié - déchirement des tissus adipeux

8. Asthivaha Srotas / le squelette
    A. Circulation excessive - tissus osseux excessifs
    B. Circulation insuffisante - os fragiles, tissus osseux insuffisants, ostéoporose
    C. Circulation bloquée - calcification des os, excroissance osseuse, cancer des os
    D. Circulation hors du canal approprié - fracture des os

9. Majjavaha Srotas / système nerveux
    A. Circulation excessive - hypersensibilité, douleur, insomnie, tremblements, perception trop aiguisée
    B. Circulation insuffisante - manque de sensibilité, torpeur, lourdeur d'esprit, perception confuse
    C. Circulation bloquée - convulsions, coma, sclérose en plaque
    D. Circulation hors du canal approprié – dommage dans la moelle osseuse et les tissus nerveux

10. Shukravaha Srotas / système reproducteur
    A. Circulation excessive - spermatorrhée, émission nocturne, éjaculation précoce
    B. Circulation insuffisante - éjaculation retardée, manque de lubrification
    C. Circulation bloquée - incapacité d'éjaculer, dilatation des testicules, calculs dans la prostate, tumeurs utérines
    D. Circulation hors du canal approprié - écoulement de sperme dans la vessie

11. Svedavaha Srotas / système sébacé
    A. Circulation excessive - transpiration grasse ou excessive
    B. Circulation insuffisante - transpiration insuffisante, arrêt de la transpiration (momentanément)
    C. Circulation bloquée – incapacité de transpirer
    D. Circulation hors du canal approprié - écoulement de la sueur dans le plasma

12. Purishavaha Srotas / système excrétoire
    A. Circulation excessive - diarrhée
    B. Circulation insuffisante - constipation
    C. Circulation bloquée - obstruction intestinale, diverticulite, tumeurs du côlon
    D. Circulation hors du canal approprié - perforation du gros intestin

13. Mutravaha Srotas / système urinaire
    A. Circulation excessive - urine fréquente ou excessive
    B. Circulation insuffisante - urine peu abondante
    C. Circulation bloquée - action d'uriner difficile ou douloureuse, obstruction urinaire, calculs
    D. Circulation hors du canal approprié - éclatement de la vessie

14. Artavavaha Srotas / système menstruel
    A. Circulation excessive - menstruation excessive (ménorragie)
    B. Circulation insuffisante - menstruation peu abondante ou en retard
    C. Circulation bloquée - menstruation douloureuse (dysménorrhée), absence de menstruation (aménorrhée), chlorose, tumeurs
    D. Circulation hors du canal approprié - écoulement des menstruation dans les urines ou les selles

15. Stanyavaha Srotas / système de lactation
    A. Circulation excessive - écoulement excessif de lait maternel
    B. Circulation insuffisante - écoulement insuffisant de lait maternel
    C. Circulation bloquée - incapacité de produire du lait maternel, douleur et gonflement des seins, mastite, kystes du sein, tumeurs
    D. Circulation hors du canal approprié - blessure du sein

16. Manovaha Srotas / l'esprit (ou mental)
   A. Circulation excessive - hyperactivité des sens, anxiété, bavardage, colère
   B. Circulation insuffisante – sens émoussés, dépression, chagrin
   C. Circulation bloquée - émotions bloquées
   D. Circulation hors du canal approprié - délire, schizophrénie

Chapitre 5 – Questions d'étude

1. Quelles sont les six étapes de la maladie ?

2. Retrouvez les six étapes de la maladie dans chaque Dosha : Vata, Pitta et Kapha.

3. Qu'est-ce qui déclenche le processus de maladie ?

4. Quels sont les trois chemins des maladies ?

5. Pourquoi les maladies du chemin central sont-elles les plus dangereuses ?

6. Quels sont les facteurs qui perturbent le fonctionnement des Srotas ?

7. Comment les Doshas modifient-ils le fonctionnement des Srotas ?

Vaidya Atreya Smith

Chapitre 6
Samprapti II

Classification et pronostic des maladies

Les maladies sont considérées comme étant doubles à cause des facteurs exogènes et endogènes. Les maladies exogènes comprennent l'exposition aux éléments, tels que la chaleur et le froid, le vent ou la pluie ou aux blessures. Les maladies endogènes sont dues aux déséquilibres des Doshas ou aux facteurs psychologiques (Rajas et Tamas dans le mental). La plupart des maladies sont de nature endogène, car les déséquilibres endogènes nous transforment en proies pour les facteurs exogènes.

Les maladies sont également doubles parce qu'elles sont provoquées par les autres ou par nous-mêmes. Les maladies provoquées par les autres sont largement exogènes et peuvent être dues aux éléments ou aux actions négatives des autres personnes, telles que la violence. Les maladies provoquées par nous-mêmes comprennent celles qui sont dues aux Doshas (physique) et aux Gunas (psychologique).

Les maladies sont également doubles lorsqu'elles sont la conséquence de facteurs physiologiques ou karmiques. Les facteurs physiologiques proviennent des trois Doshas. Les facteurs karmiques peuvent être issus d'une incarnation antérieure. Ces maladies ne sont généralement pas sensibles à de simples remèdes physiques. De nombreuses maladies combinent ces deux facteurs.

Les phases des maladies

Chaque maladie possède quatre facteurs, qui vont à leur tour conduire à deux résultats possibles :

1. Une cause (Hetu)
2. Des signes préliminaires ou avant-coureurs (Purvarupa)
3. Des signes primaires ou cardinaux (Rupa)
4. Des changements pathologiques (Samprapti)
5. Un soulagement (Upasaya)
6. Une aggravation (Anupasaya)

Les causes de maladie reposent sur les facteurs qui augmentent les Doshas. Les signes préliminaires se manifestent entre les stades de débordement et de dépôt. Ce sont principalement les signes des excès des Doshas qui essayent de se reloger à un endroit précis. Les signes principaux apparaissent avec le stade de manifestation. Après ce stade, la maladie peut diminuer ou empirer.

Les cinq façons de reconnaître une maladie

Ces cinq phases sont également liées aux cinq façons pour reconnaître une maladie (Pancha Nidana), par :

1. La cause
2. Les signes préliminaires
3. Les signes principaux
4. Les changements pathologiques
5. Les moyens pour soulager

Ceux-ci sont les cinq premiers facteurs énumérés plus haut.

Même le traitement peut être une forme de diagnostic. Si nous essayons un remède pour soulager une maladie et qu'il n'agit pas, il marche quand même car il nous procure une meilleure connaissance de la maladie. C'est la raison pour laquelle les médecins ayurvédiques considèrent les traitements comme étant la meilleure évaluation du diagnostic. De tels traitements préliminaires ou exploratoires font partie de tous les systèmes de médecine.

Nous ne devons pas culpabiliser lorsque notre diagnostic ou notre traitement n'est pas toujours entièrement correct, si nous pouvons en tirer une leçon. L'important est que cela nous conduise vers une plus grande compréhension de la maladie. Au début d'un traitement, il est souvent préférable d'essayer des traitements exploratoires, en prescrivant provisoirement et à court terme, des dosages réduits des substances dont nous pensons qu'elles vont améliorer l'affection. Avec une telle application limitée, seule une partie de la thérapie sera administrée afin de voir si cela aide le malade, et nous ne lui en donnerons pas suffisamment pour lui faire du mal au cas où ce serait une méthode de traitement inexacte. À nouveau, l'important est de constater le degré et les attributs des Doshas aggravés.

Les quatre pronostics de la maladie

Les maladies peuvent être :

1. Faciles à soigner
2. Difficiles à soigner
3. Incurables mais dont les symptômes peuvent être soulagés ou réduits
4. Incurables

Les maladies sont faciles à soigner si elles sont de nature différente de celle du Dosha constitutionnel prédominant, par exemple, une maladie Kapha telle qu'un simple rhume dans une constitution Pitta.

Elles sont faciles à soigner si elles n'impliquent pas les tissus et les déchets de même nature que les Doshas et si elles ne sont pas renforcées par le climat, les saisons, le travail et d'autres facteurs de l'environnement.

Les symptômes doivent être légers, la maladie nouvelle (et non une maladie que nous avons déjà eu à plusieurs reprises), et le patient doit posséder les ressources et la motivation pour suivre entièrement la thérapie. La maladie doit se limiter à un Dosha, à un canal et à un chemin de maladie, de préférence le chemin intérieur ou système digestif.

Les maladies sont difficiles à soigner si elles sont de même nature que la constitution, telle une condition Vata comme de l'arthrite chez une personne Vata. De même si elles sont renforcées par les conditions extérieures, si les symptômes sont graves, si la maladie se reproduit périodiquement et si la maladie implique plus d'un Dosha ou canal et qu'elle ait pénétré à l'intérieur du chemin extérieur ou central de maladie.

Les maladies des femmes enceintes, des jeunes enfants, des personnes âgées et des personnes en convalescence d'une autre maladie sont également concernées parce que ces personnes ne possèdent pas la vitalité nécessaire pour lutter contre des maladies puissantes. Le manque de ressources ou de motivation de la part du patient rend également la maladie plus difficile à traiter.

Les maladies pour lesquelles nous pouvons seulement fournir un soulagement symptomatique comprennent celles qui sont congénitales, chroniques et dégénératives (comme l'arthrite rhumatoïde chez les personnes âgées) et celles qui nécessitent ou qui ont eu recours à la chirurgie ou qui ont déjà entraîné de graves dommages dans les tissus (comme la perte d'un organe ou une déformation des os).

Elles concernent généralement les tissus les plus profonds et impliquent des signes contradictoires et des maladies qui se renforcent mutuellement. La vitalité du patient ou l'Ojas est souvent trop faible pour pouvoir être reconstruit de manière adéquate. Ou bien le patient ne veut faire qu'une petite partie du traitement.

Les maladies qui sont incurables sont celles qui impliquent tous les Doshas, qui touchent les tissus les plus profonds de manière radicale, dont la vitalité et l'Ojas se sont déjà effondrés, dans lesquelles nous trouvons des signes imminents de mort, ou dans lesquelles le patient a abandonné sa volonté de vivre. Le cancer qui s'est métastasé est souvent de cette nature.

Par conséquent, nous remarquons que l'Ayurvéda ne prétend pas soigner toutes les maladies, et que toutes les maladies ne sont pas curables. Étant donné que le corps est une structure matérielle produite avec le temps, lorsque la structure est endommagée de manière radicale, ou lorsque l'effet cumulatif du temps a atteint un certain seuil, l'ampleur de la maladie peut être irréversible.

En général, nous traiterons des maladies curables ou palliatives. Les maladies graves exigent généralement une hospitalisation et impliquent la prise de risque d'un point de vue légal. Être un praticien efficace ne demande pas de posséder l'aptitude pour traiter les maladies exceptionnelles mais demande d'être capable d'empêcher avant tout l'accumulation des Doshas.

En réalité, la maladie fait partie de la vie et finalement, nous succomberons tous et mourrons d'une maladie ou d'une autre. Le but du soignant est de prolonger et d'améliorer notre vie mais il existe des limites à ce processus, en particulier dans notre culture qui n'est pas en harmonie avec la nature.

Les quatre quarts du traitement

Les quatre quarts du traitement sont :

1. Le médecin
2. L'infirmière ou l'assistant
3. Le remède
4. Le patient

Si l'un d'eux est déficient, le traitement ne fonctionnera pas. Le médecin doit avoir une approche de connaissance, d'expérience et de pratique. Le remède doit être approprié à la maladie, pris de manière correcte, avec un dosage adéquat pendant une durée adéquate. L'infirmière doit être efficace et avoir de la compassion. Le patient doit avoir foi dans le traitement et les moyens de le réaliser (ce qui demande des ressources matérielles pour payer le traitement).

Pour les thérapies d'Ayurvéda plus générales, appropriées en Occident, il n'est pas nécessaire d'avoir une infirmière. Ce rôle appartient au médecin s'il travaille seul.

Ojas ou l'énergie essentielle du système immunitaire

Nous avons déjà mentionné Ojas dans le 1er Volume du cours. Ojas est la réserve d'énergie essentielle du corps. Il signifie littéralement "vigueur". C'est l'essence subtile des sécrétions reproductives et vitales. C'est un concept ayurvédique spécifique d'un fluide originel qui est à l'origine de toutes nos capacités psychologiques et physiques.

Ojas n'est pas une substance physique. C'est la sève de notre énergie vitale qui existe à un niveau subtil. Lorsqu'il est en quantité suffisante, nous sommes alors en bonne santé. Lorsqu'il est déficient, la maladie apparaît. La maladie frappe aux endroits où il est faible. Dans la terminologie moderne, nous pourrions dire qu'il est similaire à l'énergie essentielle du système immunitaire. Ojas est défini en tant que :

« Ojas est diminué par des facteurs tels que la colère, la faim, l'anxiété, la peine et le surmenage. Nous expérimentons alors de la peur, un manque de force, nous nous préoccupons constamment et avons l'esprit troublé. Nous manquons d'éclat, nous avons un esprit faible et nous dépérissons. Les qualités telles que la patience et la foi disparaissent. »

« Essence ultime des fluides reproducteurs et chaleur des tissus. Situé dans le cœur, il se répand dans le corps entier, apportant de la stabilité et du soutien. Il est humide, de la nature du nectar (Soma), transparent, un peu rouge et jaune. Lorsqu'il est détruit, nous mourons, lorsqu'il est maintenu, nous vivons. » CS.SU.18.73-75

D'autres facteurs qui diminuent Ojas comprennent une activité sexuelle excessive ou non naturelle, l'absorption de drogues et de stimulants, ainsi que le stress, l'anxiété, de la nourriture dévitalisée, la pollution, un environnement non naturel et un style de vie qui n'est pas correct. Pour résumer, la plupart des excès de la culture moderne et de la technologie déréglée ont tendance à réduire Ojas.

Ojas est réapprovisionné par de la nourriture spécifique telle que le lait, le Ghee (beurre clarifié) ou le miel, et par des toniques spécifiques à base de plantes médicinales tels que Ashwagandha (*Withania somnifera*), Kapikacchu (*Mucuna pruriensa*) et Shatavari (*Asparagus racemosus*). Pratiquer la méditation, le Pranayama, réciter des mantras tels que Om ou Ram et une modération sexuelle sont également utiles, parce que Ojas est essentiellement sattvique (pur) par nature. La purification du cœur et des attitudes positives, telles que la foi, la paix, l'amour, la compassion et la satisfaction, renforcent également Ojas, ainsi que le repos, les moments passés en pleine nature et la réceptivité des forces vitales cosmiques.

Lorsqu'il est faible, Ojas provoque des maladies chroniques, dégénératives, étranges et difficiles à traiter, infectieuses ainsi que des troubles nerveux. La maladie moderne du Sida possède tous les symptômes d'une maladie possédant un Ojas faible. Des maladies chroniques moins graves de basse énergie sont souvent également liées en particulier à un Ojas faible, y compris les infections chroniques inférieures telles que le virus Epstein-Barr ou l'hépatite chronique.

Ojas diminue avec l'âge et les maladies de la vieillesse reflètent un Ojas faible, de la même manière qu'un Ojas faible provoque un vieillissement prématuré.

Un Ojas faible affaiblit les émotions et provoque des attitudes et des émotions négatives : l'anxiété, la dépression, l'apathie, la résignation, l'apitoiement sur soi-même, et généralement des tendances autodestructrices et suicidaires, qui sont les nombreuses qualités d'un Vata extrême.

Considération des facteurs qui aggravent les Doshas

Ce qui suit indique la priorité des facteurs qui aggravent les Doshas en général dans la nature.

1. Les facteurs émotionnels et mentaux l'emportent sur les facteurs physiques dans la cause des maladies. Un excès de colère, par exemple, tendra à aggraver Pitta même si nous ne sommes pas de constitution prédominante Pitta ni sous un climat ou dans une saison Pitta. Par conséquent, si une personne Pitta a trop de colère, elle sera quand même sujette à des maladies Pitta, même si les facteurs externes entraînant Pitta sont évités (ceux-ci, cependant, vont modérer ses effets). En tant qu'êtres humains, nous sommes principalement des créatures mentales. Notre corps est simplement le véhicule permettant de manifester nos pensées. Bien que le corps ne réponde pas à nos pensées immédiates, sa condition est tout de même le produit de notre nature mentale profonde et à long terme.

2. Ce que nous consommons l'emporte sur l'environnement extérieur pour les facteurs qui provoquent les maladies. Par conséquent, le régime alimentaire est un facteur plus important dans l'augmentation et la diminution des Doshas que le climat ou les saisons. Ceci est particulièrement vrai dans le monde moderne où nous sommes bien plus isolés des changements de l'environnement que ne le sont les cultures traditionnelles telles que celles de l'Inde.

3. Les facteurs du style de vie l'emportent sur les facteurs de l'environnement dans le processus de maladie. Par conséquent, une personne trop active, qui voyage beaucoup, qui ne dort pas suffisamment, qui mange de manière irrégulière et qui à part cela mène un style de vie Vata, aura tendance à avoir des troubles Vata. Cela reste vrai même si elle ne vit pas sous un climat Vata et si elle n'est pas dans une

saison Vata (bien qu'à nouveau, ces facteurs auront un effet modérateur sur ses troubles, qui empireront dans une saison Vata et sous un climat Vata).

4. Le Dosha de notre constitution (Prakriti) l'emporte sur les facteurs de l'environnement (Vikriti) dans le processus des maladies. Par conséquent, les personnes Vata auront tendance à avoir des maladies Vata lorsqu'elles vivent sous un climat Kapha, bien que la nature du climat les modérera quelque peu. Les personnes Vata auront également tendance à avoir des maladies Vata l'été, qui est un moment Pitta de l'année, bien que la nature Pitta de la saison soit un facteur modérateur.

5. Pour l'environnement, le plus important est la maison puis l'extérieur et ensuite la saison.

6. Le « degré » de ces facteurs doit également être considéré. Si nous nous perdons pendant plusieurs jours dans une région sauvage, que nous sommes exposés au froid et que nous manquons de nourriture de manière prolongée, il y a de fortes chances que nous ayons une aggravation de Vata, quels que soient les autres facteurs. La régularité doit également être prise en compte. Ce que nous faisons de manière régulière, chaque jour, aura beaucoup d'effet dans le temps.

7. La règle générale est que plus les facteurs psychologiques, la Prakriti, d'hygiène de vie, de saison et d'environnement se combinent entre eux, plus nous aurons tendance à aggraver nos Doshas. Par conséquent, si nous sommes de type Vata avec un style de vie et un régime alimentaire Vata, dans une période Vata, une saison et un climat Vata et avec un esprit Vata (très anxieux), la phase du début de troubles graves de Vata est alors amorcée, comme par exemple de l'arthrite ou des troubles du système nerveux qui iront en empirant par exemple jusqu'à la paralysie.

Chapitre 6 – Questions d'étude

1. Pourquoi les Doshas doivent-ils retourner à l'endroit où ils s'accumulent avant de tout mettre en œuvre pour les éliminer du corps ?
2. Quels sont les quatre pronostics des maladies ?
3. Quelles sont les cinq façons de connaître une maladie ?
4. Comment le traitement peut-il servir de diagnostic ?
5. Comment Ojas protège-t-il le corps ?
6. Quels sont les signes d'un Ojas faible ?

Chapitre 7
Vikriti Pariksha I

De même que nous devons apprendre à déterminer le type de constitution d'une personne, nous devons également pouvoir établir la nature spécifique et le type de maladie dont souffre cette personne. C'est ce que nous appelons « examen de la maladie » ou Vikriti Pariksha. Avant de traiter les maladies, nous devons apprendre à déterminer quel Dosha est responsable, son emplacement, son stade et sa force.

Les Doshas en tant qu'emplacements des maladies

Les Doshas, en tant que forces sous-jacentes du corps, ne sont pas les seuls facteurs dans le processus de la maladie. Ceux-ci comprennent également les emplacements où se produisent les maladies. Les Doshas sont liées aux tissus, aux organes et aux systèmes qu'ils gouvernent.

Lorsque les Doshas sont trop élevés, ils tendent à s'endommager entre eux. Ils finissent par être tous déséquilibrés. Par conséquent, nous devons soigneusement différencier les Doshas qui provoquent le processus de maladie, ceux qui font seulement partie de ce processus ou qui sont le siège même du processus de maladie.

Les maladies du Dhatu Asthi démontrent que Vata est à

l'emplacement du trouble. Les maladies de ce système gouverné par Vata seront plus généralement Vata mais peuvent être de nature Pitta ou Kapha. Dans le dernier cas, Vata ne pourra pas être considéré comme responsable. Vata sera innocent. Vata est simplement l'emplacement des troubles de Pitta et de Kapha. Cependant, nous ne devons pas oublier Vata en tant qu'emplacement de la maladie, ni la nature du Dosha qui l'entraîne. Par conséquent, lorsque nous traitons les troubles du Dhatu Asthi, même ceux causés par Pitta et Kapha, il se peut que nous ayons à traiter également les aspects de Vata.

Généralement, un Dosha aggravera les facteurs qu'il gouverne. C'est à dire qu'il sera à la fois le siège et le facteur du processus de maladie. Ainsi, un Kapha élevé tendra à endommager les poumons, qui sont des organes Kapha. Mais un Dosha en excès peut prendre un autre Dosha pour emplacement de la maladie. Cela indique souvent une affection plus grave, dans laquelle le Dosha a déjà endommagé son propre emplacement et se trouve au stade d'envahissement ou de débordement. Par exemple, un Kapha élevé, aura tendance à endommager le système nerveux après avoir endommagé les poumons, comme c'est le cas pour la respiration bruyante d'un asthmatique ou pour l'épilepsie due à l'obstruction des canaux subtils qui affecteront alors Vata.

Les Doshas ont un effet les uns sur les autres et dans les maladies les plus graves, telles que le cancer, les trois Doshas peuvent être déséquilibrés, rendant le traitement extrêmement complexe.

Les états d'excès des Doshas

Afin d'identifier les maladies des Doshas, nous devons être capables de reconnaître leurs attributs. Selon les textes classiques ayurvédiques, les symptômes classiques des Doshas aggravés ou élevés sont comme suit :

Vata Dosha
"Lorsque Vata est aggravé, il se manifeste sous forme de

dégradation, de spasmes, de douleur aiguë, de torpeur, de dépression, de fractures, de douleur intense ou aiguë, de constipation, de craquement des articulations, de contraction, de rétention des déchets corporels, d'excitabilité, de soif, de tremblements, de peau rugueuse, de tissus poreux, de déshydratation, de mouvements agités, de raideur, de goût astringent dans la bouche, de décoloration brun foncé ou brun rougeâtre." AS.SU.12.49-54

Les principaux symptômes de l'excès de Vata sont l'augmentation générale de ses vingt attributs (les 20 Gunas) comme la sècheresse, le froid, etc. Le mot clé de Vata est "mouvement" parce que Vata est responsable de tout mouvement dans le corps. Donc cette fonction primordiale de Vata est dérangée ou perturbée. Agni devient variable ainsi que de nombreuses fonctions du corps. Par conséquent l'un des premiers signes que Vata est dans un état aggravé est l'apparition de mouvements variables ou irréguliers.

Pitta Dosha

"Lorsque Pitta est aggravé, il se manifeste sous forme de sensation de brûlures, de rougeur, de sensation de chaleur, de furoncles, de sueur, de formation de pus, de saignements, de nécrose (la peau meurt et devient noire), d'épuisement, d'évanouissement, d'enivrement, de goût acide et aigre dans la bouche et par toutes les couleurs à part le blanc et le brun." AS.SU.12.49-54

Les principaux symptômes de l'excès de Pitta sont l'augmentation générale de ses vingt attributs (les 20 Gunas) comme la chaleur, l'huileux, les odeurs nauséabondes, etc. Le mot clé pour Pitta est "transformation" parce que Pitta contrôle l'ensemble du métabolisme du corps. Donc lorsque la fonction principale de Pitta est perturbée le métabolisme de base commence à changer. Agni devient soit haut soit bas selon l'aspect de Pitta qui est le plus augmenté (le feu ou le liquide gras). Un Pitta aggravé va augmenter la chaleur du corps et va entraîner des brûlures et des inflammations. Par conséquent le signe principal d'un Pitta aggravé est la sensation de brûlure ou d'inflammation dans le corps.

Kapha Dosha

"Lorsque Kapha est aggravé, il crée du mucus, la rigidité des tissus, des démangeaisons, une sensation de froid sur la peau, la lourdeur, la congestion, l'obésité, des œdèmes, l'indigestion, un excès de sommeil, la couleur blanche, des goûts sucrés et salés dans la bouche que l'on ne remarque pas tout de suite."
AS.SU.12.49-54

Les principaux symptômes de l'excès de Kapha sont l'augmentation générale de ses vingt attributs (les 20 Gunas) comme le froid, la lourdeur, la fixité, etc. Le mot clé de Kapha est "cohésion", ce qui tient ensemble et soutient le corps. Donc toute augmentation de Kapha va entraîner augmentation de la lubrification du corps et causer une congestion. Cette congestion affaiblit énormément Agni et ralentit le métabolisme. Par conséquent le principal signe que Kapha est aggravé est une congestion dans l'organisme.

États d'insuffisance des Doshas

Lorsque les Doshas sont insuffisants, ils ne sont pas tellement significatifs dans le processus qui provoque les maladies, mais il est toujours important de reconnaître les signes qui aident à l'identification de la nature des maladies. Les symptômes des Doshas faibles ou insuffisants sont décrits ainsi :

Vata Dosha

"Lorsque Vata est faible, il crée de la lassitude dans les membres, une déficience de la parole et un manque d'enthousiasme, une perception confuse, ainsi qu'une augmentation de mucus et une production de toxines (Ama)."
AS. SU.11.14

Lorsque Vata est faible, il ressemble à Kapha élevé. Il y a un manque de mouvement ainsi que de la lenteur et de la lourdeur d'esprit, une diminution de sensibilité et de sensations.

Pitta Dosha

"Lorsque Pitta est insuffisant, il est cause de faiblesse du feu digestif, de froid et de manque d'éclat."
AS. SU.11.15

Lorsque Pitta est faible, il ressemble à la fois à Vata et à Kapha élevés. L'attribut du froid est très élevé avec un métabolisme qui dégénère, un faible appétit et une mauvaise circulation.

Kapha Dosha

"Lorsque Kapha est faible, il se crée une sensation de vide dans l'estomac, des palpitations et un affaiblissement des articulations."
AS. SU.11.16

Lorsque Kapha est faible, il ressemble à Vata élevé. La stabilité et la fermeté des tissus sont réduites et le mental et les émotions deviennent également instables.

On considère que les maladies sont causées principalement par les Doshas trop élevés ou aggravés. *Ceux qui sont trop faibles ne sont pas considérés comme possédant la force nécessaire pour provoquer des maladies.*

Symptômes des Doshas aggravés

La douleur
V : forte, lancinante, cinglante, bouillonnante, frappante, déchirante, changeante, migratoire, qui souffre de coliques, intermittente
P : modérée, aiguë, brûlante, fumante
K : moindre, lourde, sourde, constante

La douleur est peut-être la caractéristique principale de toute maladie. Étant donné que les maladies Vata ont tendance à être plus fortes, elles impliquent plus de douleur. Une douleur forte, lancinante, épouvantable et perturbatrice est la caractéristique principale dans les troubles Vata. Pour Pitta, la douleur est modérée, aiguë, présence de saignements et de sensations de brûlures. Pour Kapha, des sensations d'affaiblissement, de lourdeur, sourde, constante, de congestion et de stagnation. La douleur est plus violente lorsqu'il y a obstruction des canaux et un mauvais mouvement à l'intérieur des canaux.

La fièvre

V : température modérée, fièvre variable ou irrégulière, soif, anxiété, nervosité

P : température élevée, sensation de brûlure, soif, transpiration, irritabilité, délire

K : fièvre basse, faiblesse, lourdeur, température constante

La fièvre est l'élément le plus important dans toutes les maladies et dans les cultures traditionnelles c'était la cause principale de décès. La fièvre est une réponse immunitaire normale à des agents pathogènes. Pitta Dosha joue un rôle important dans l'immunité. La fièvre est plus significative dans les troubles Pitta, ce qui est sa caractéristique principale. La fièvre aiguë est plus Pitta. Une fièvre constante à basse température est plus Kapha. Une fièvre irrégulière, intermittente ou variable est plus Vata.

Décharges excessives

V : gaz, sons

P : saignements, pus jaune, bile

K : mucus, pus blanchâtre, eau, salivation

Les caractéristiques principales des troubles Kapha sont des décharges excessives, en particulier des décharges de mucus, d'eau (comme dans les plaies ou éruptions cutanées contenant de l'eau) et de pus, principalement de couleur blanchâtre. Pitta apporte également une augmentation de décharges, y compris la transpiration, la bile dans le système, les saignements ou hémorragies et le pus jaune. Vata connaît moins de décharges étant donné qu'il est de nature plus subtile, il aura principalement du gaz intestinal ou d'autres bruits intestinaux, des articulations qui craquent, des gémissements et des soupirs, qui sont des décharges Vata.

La couleur dans le teint (extérieur)
V : foncé, mat, brun, ou absence de couleur normale
P : rouge, violet, jaune
K : blanc, pâle

La couleur dans les décharges (Mala)
V : noir, brun, bleu marine, bleu, foncé, ou absence de couleur normale
P : rouge, violet, jaune, vert foncé, noir dans les selles indique une hémorragie interne
K : blanc, pâle

Pitta entraîne des décolorations fortes, Vata des décolorations foncées et Kapha des décolorations généralement pales. La couleur de Pitta reflète généralement de la bile ou du sang. La couleur de Kapha reflète un excès d'eau ou de mucus, celle de Vata reflète un décomposition des tissus.

La bouche
V : goût astringent, sec
P : goût amer ou acide, augmentation de la salivation
K : goût sucré ou salé, salivation profuse, décharges de mucus
Un Vata élevé assèche la bouche et provoque souvent des lèvres gercées. Pitta entraîne la soif et une sensation de brûlure avec une sensation grasse dans la bouche. Kapha entraîne une augmentation de salivation ou de mucus dans la bouche.

La gorge
V :   sèche, rêche, douleur et constriction de l'œsophage
P :   maux de gorge, inflammation, sensation de brûlure
K :   gonflements, dilatations, œdèmes

Vata entraîne une gorge sèche et des difficultés pour avaler, avec une toux sèche chronique. Pitta occasionne une angine enflammée. Kapha occasionne une accumulation de mucus dans la gorge.

L'estomac
V :   sécrétions diminuées, appétit irrégulier, éructations fréquentes (renvois, hoquet), sensation de constriction
P :   appétit excessif, éructations acides, sensation de brûlure, ulcères
K :   digestion lente, éructation sucrée ou de mucus.

Les brûlures d'estomac, l'hyperacidité ou les douleurs d'estomac sont liées à Pitta. La nausée, la sensation de lourdeur et les vomissements sont plus caractéristiques de Kapha ou d'absorption de nourriture Kapha. Vata occasionne du péristaltisme et de la sécheresse dans l'estomac.

Le foie et la vésicule biliaire
V :   sec, rêche, sécrétions peu abondantes, activité irrégulière
P :   doux, production de bile en excès, calculs, inflammations, abcès, activité augmentée, vert / jaune
K :   dilatation, lourd, ferme, bile peu abondante, activité diminuée, pâle

La plupart des douleurs dans le foie et la région de la vésicule biliaire sont dues à un Pitta élevé. Kapha occasionne de la lourdeur et une stagnation dans cette région. Vata occasionne de la sécheresse et une atrophie.

Les intestins

V :   secs, péristaltisme (élimination), dilatation, gaz, constipation

P :   sécrétions profuses, péristaltisme rapide, inflammations, abcès, hémorragies, perforation

K :   revêtement de mucus, péristaltisme lent, constipation, obstruction, dilatation, œdème,   tumeurs

Les gaz intestinaux et les mouvements irréguliers sont liés à Vata. Les inflammations et les hémorragies sont liées à Pitta. La lourdeur, la congestion et le mucus sont liés à Kapha.

Les fèces

V :   constipation, selles douloureuses, sèches, quantité réduite

P :   diarrhée, selles liquides, évacuation rapide ou incontrôlable, sensation de brûlure, fréquence augmentée, quantité modérée

K :   solides, fréquences réduites, grandes quantités, constipation, contiennent du mucus, avec démangeaisons

Dans les maladies Vata, il se produit souvent de la constipation (sèches) et des flatuosités, avec de la nervosité, de la sécheresse et un manque de vitalité. Dans les maladies Pitta, la diarrhée est plus commune, souvent avec des sensations de brûlures. Dans les maladies Kapha, les décharges de mucus augmentent généralement, la constipation (congestive), ou avec une élimination plus lente et plus difficile.

L'urine

V :   peu abondante, difficile à éliminer, fréquence augmentée ou absence d'urine, sans couleur

P :   profuse, avec une sensation de brûlure, fréquence élevée, jaune, trouble, marron ou rouge

K :   profuse, fréquence diminuée, mucus, blanche ou pâle

Les maladies Pitta occasionnent en général une augmentation des urines avec une sensation de soif. Les maladies Vata ont des urines peu abondantes, une difficulté pour uriner avec une sensation de soif. Les maladies Kapha provoquent des urines et des décharges blanches.

La transpiration
V :   peu abondante, irrégulière, incapacité à transpirer
P :   profuse, chaude
K :   modérée, constante

Les maladies Vata occasionnent une incapacité à transpirer liée à la sécheresse interne. Les maladies Pitta occasionnent la transpiration dans le but de soulager de la chaleur. Les maladies Kapha peuvent augmenter la transpiration étant donné que l'eau est en excès dans les tissus.

Le mental et les sens
V :   nervosité, peur, apathie, perte de conscience, insomnie
P :   faiblesse des sens, intoxication, nervosité, émotions violentes, délire, vertiges, évanouissements
K :   léthargie, chagrin, stupeur, perception lente, manque de désir, excès de sommeil

Les types Vata ont tendance à perdre la coordination de leurs sens ainsi que le calme de leur mental, et font preuve de nervosité, d'instabilité, de désorientation et d'anxiété. Les types Pitta se sentent agités, avec de la chaleur dans la tête, des vertiges, une vision difficile ou douloureuse. Les types Kapha deviennent affaiblis, maussades et inertes.

Le commencement de la maladie
V :   rapide, variable, irrégulier
P :   modéré, avec de la fièvre
K :   lent, constant

Les types Vata expérimentent rapidement des changements dans leurs conditions. Les maladies Pitta commencent avec une fièvre élevée. Les maladies Kapha se développent lentement avec de la congestion et de la stagnation.

Les maladies Sâma et Nirâma

Les conditions des Doshas varient selon l'influence des accumulations toxiques dans le corps ou *Ama*. Ama est la nourriture non digérée qui s'accumule dans le système digestif. Il se manifeste par de la fatigue, par un manque de goût ou d'appétit, par des indigestions, par une mauvaise haleine, par une langue chargée, par l'expectoration de mucus gluant ou de salive, par la dilatation de la poitrine ou de l'abdomen avec des douleurs lors de la palpation, par une sensation générale de lourdeur, par le manque de force, par de la lourdeur d'esprit et des sens. D'autres symptômes comprennent l'accumulation de déchets dans le corps, tels que la constipation, l'incapacité à transpirer ou une difficulté pour uriner et une obstruction des canaux, avec un pouls fuyant, ralenti et profond. La fatigue est la principale indication qu'Ama est présent dans le corps.

Ama est très semblable à Kapha excepté pour le fait que le Dosha Kapha est une fonction intelligente du corps, alors qu'Ama n'est pas intelligent ni capable de remplir une fonction positive dans l'organisme. Ama est même plus froid, plus humide, plus lourd, plus épais et plus gluant que Kapha. Il est également trouble et a tendance à fermenter. Il est aggravé par les facteurs diététiques tels que les produits animaux, par la nourriture lourde et qui forme du mucus, par des massages à l'huile ou par toute application de pression et par le temps nuageux. Il rejoint les Doshas et modifie leurs attributs parce que Ama ne peut pas se déplacer dans le corps par lui-même. Donc, Ama s'unit à n'importe lequel des trois Doshas afin de pouvoir se déplacer dans le corps.

Ama se crée quand le feu digestif (Agni) est modifié par l'un des trois Doshas créant alors soit un Agni élevé, soit un Agni faible, ou variable. La masse de nourriture non digérée par Agni se transforme en Ama et finit par augmenter Ama à son tour. De même, un Agni puissant empêche la formation ou la création d'Ama. Si Ama est présent dans le système un Agni puissant l'éliminera du système digestif en le brûlant. Agni et Ama sont exactement opposés : quand l'un est fort l'autre est faible.

En général, Ama est impliqué dans l'accumulation des Doshas à leurs emplacements respectifs et alimente le processus de maladie. Ainsi, nous pouvons dire que toutes les maladies sont dues à Ama. Mais comme ces Doshas pénètrent dans les tissus profonds, la formation d'Ama peut cesser d'être un problème. Dans tous les cas, afin de nettoyer les Doshas des tissus profonds, Ama doit tout d'abord être éliminé. La règle ayurvédique de traitement est de transformer une maladie Ama en absence d'Ama, et de débarrasser ensuite le corps de son Dosha en excès.

Les affections Ama des Doshas s'appellent « Sâma » (*sa* signifie « avec » et s'ajoute à *âma*). Les maladies des Doshas sans âma s'appellent « Nirâma » (*nir* signifie sans + *âma*).

Il y a autant de maladies de nature Nirama que de nature Sama. Cependant, les maladies Nirama sont plus simples à traiter étant donné qu'un traitement préliminaire pour éliminer Ama n'est pas exigé contrairement aux cas des maladies Sama.

- Ama s'associe à Vata pour créer des sensations de faiblesse, de lourdeur et de fatigue, avec des symptômes Vata habituels.
- Ama s'associe à Pitta pour créer des sensations de lourdeur, de fatigue, plus humides et moins chauds que les symptômes habituels de Pitta.
- Ama s'associe à Kapha pour augmenter ses attributs et pour les rendre de nature plus toxique avec de la fatigue.

Vata

Sama Vata (*sâmavâta*) se manifeste par une langue brune, chargée et sèche, en particulier au fond de la langue, une mauvaise haleine, des douleurs abdominales, une dilatation, des gaz et la constipation. Il y aura des sensations de lourdeur, de faiblesse, de fatigue et de désorientation.

Nirama Vata (*nirâmavâta*) se manifeste par une langue non chargée, sèche et craquelée, par un appétit normal, sans constipation, par une bouche sèche avec un goût astringent, par de la soif, de la déshydratation, par un corps léger et sec avec maigreur mais sans autant de lourdeur et de fatigue.

Pitta

Sama Pitta (*sâmapitta*) se manifeste par une langue de couleur jaunâtre/vert, chargée, souvent de nature grasse, par une mauvaise haleine, une perte de soif et d'appétit, un goût amer et acide dans la bouche, un abdomen noué, de légères sensations de brûlure, des urines et des selles de couleur jaune, sensation de fatigue et une perception confuse.

Nirama Pitta (*nirâmapitta*)se manifeste par un appétit et une soif excessifs, par une langue rouge ou irritée mais non chargée, par de fortes sensations de brûlures, des urines et des selles normales, une perception vive et trop pénétrante et souvent par une réduction des tissus.

Kapha

Sama Kapha (*sâmakapha*) est indiqué par une langue blanche très chargée, parfois également couverte de mucus, avec des mucus dans la salive et un goût salé et acide dans la bouche. La gorge et les sinus peuvent être bloqués ou congestionnés. La poitrine sera congestionnée, serrée et douloureuse. Il y aura du mucus dans les selles et les urines. Le mucus sera épais, collant, de couleur blanche et difficile à expectorer et sensation de fatigue.

Nirama Kapha (*nirâmakapha*) se manifeste par un appétit normal, par une langue faiblement chargée, par un goût sucré dans la bouche, par une absence de mucus dans les selles et les urines, par une absence de douleur lors de la palpation. Le mucus sera clair, liquide et facile à évacuer.

La fièvre Ama

Lorsque Ama fermente, il crée de la chaleur et de la fièvre (que l'on nomme « âmajvara » ou fièvre d'Ama). Les symptômes Ama tels qu'une langue chargée et grasse, de l'apathie et de la fatigue, s'associent à une température corporelle élevée, des inflammations, des infections, une formation de pus. De nombreuses maladies chroniques impliquent ces symptômes, telles que l'arthrite rhumatoïde. Ama entretient une faible fièvre. Lorsque nous voyons un patient qui a des signes de faiblesse avec Ama, nous devons tout d'abord nous débarrasser d'Ama avant d'essayer de le rétablir.

Chapitre 7 – Questions d'étude

1. Comment les Doshas sont-ils les emplacements des maladies ainsi que leurs causes ?

2. Quelles sont les indications principales de diagnostic d'une maladie Vata ?

3. Quelles sont les indications principales de diagnostic d'une maladie Pitta ?

4. Quelles sont les indications principales de diagnostic d'une maladie Kapha ?

5. Comment les maladies Vata affectent-elles le mental et les sens ?

6. Qu'est-ce qu'une maladie Ama en général ? Comment est-elle liée à Agni et à la digestion ?

7. Comment Sama et Nirama Pitta diffèrent-ils ?

8. Comment Agni et Ama sont-ils de nature opposée ?

Vaidya Atreya Smith

Chapitre 8
Vikriti Pariksha II

Les Doshas et les Dhatus dans le processus de maladie

En Ayurvéda en général, on reconnaît 80 maladies Vata, 40 maladies Pitta et 20 maladies Kapha. Vata provoque le plus grand nombre de maladies ainsi que les maladies les plus graves, Kapha le plus petit nombre de maladies et Pitta se situe entre les deux.

Il est également important de classifier les maladies selon les tissus dans lesquels les Doshas ont pénétré.

En règle générale, plus les Doshas pénètrent profondément à l'intérieur des tissus, plus ils provoquent des dommages. Leurs accumulations se produisent au niveau du chemin interne de la maladie (Antara Marga) ou dans le système digestif. De là, ils se déplacent dans le chemin extérieur de la maladie (Bahya Marga) ou dans le plasma et dans le sang. Cela leur donne accès au chemin central de la maladie (Madhyama Marga) d'où ils peuvent pénétrer dans les tissus profonds et les organes vitaux.

Par conséquent, les maladies des tissus les plus profonds comme celles des os, de la moelle et du fluide reproducteur sont difficiles à traiter et, dans le dernier tissu, les tissus reproducteurs, elles sont plus graves et impliquent souvent une dégradation d'Ojas et du système immunitaire.

Vata

Vata se déplace du lieu de son accumulation, dans le gros intestin, pour pénétrer dans les sept tissus par le système sanguin.

1. Rasa Dhatu : Vata dans le plasma (Rasa Gata Vata) altère la peau. Il provoque une peau sèche, avec de la rugosité ou des gerçures et une décoloration noire et brune de la peau. Les symptômes supplémentaires sont l'arrêt de la transpiration, une peau dure et fine, une peau froide et une faiblesse de la circulation périphérique, avec des douleurs sous forme de picotements, des démangeaisons ou un engourdissement de la peau. Cela provoque des maladies de peau sèche telles que les éruptions cutanées, le psoriasis, la gale sèche ainsi que les grippes graves, la toux sèche et la fièvre de type Vata.

2. Rakta Dhatu : Vata dans le sang (Rakta Gata Vata) endommage et assèche le sang et les vaisseaux sanguins. Il occasionne une mauvaise circulation avec des veines proéminentes et variqueuses, facilement contusionnées, des palpitations, des caillots de sang et un durcissement des artères. Les symptômes additionnels sont des extrémités froides et une guérison lente des plaies et des blessures ou bien un développement lent de furoncles. Cela produit des conditions de maladies telles que des veines variqueuses, la goutte, les maladies cardiaques et l'hypertension.

3. Mamsa Dhatu : Vata pénétrant dans les muscles (Mamsa Gata Vata) les dessèche et les appauvrit. Cela entraîne la maigreur, la faiblesse musculaire et l'appauvrissement des muscles. Cela entraîne également une rigidité musculaire, des spasmes, des tremblements ou des douleurs musculaires avec des convulsions ou des crampes et parfois la paralysie. Les extrémités se sentiront lourdes et il y aura un manque de coordination et de flexibilité dans les mouvements. De telles maladies se produisent de cette manière, telles que diverses formes de paralysies musculaires, ou des tumeurs musculaires sèches et dures (fibromes).

4. Meda Dhatu : Vata dans la graisse ou le tissu adipeux (Medo Gata Vata) le desséchera également et le diminuera. Cela entraîne de la maigreur, une diminution de la graisse, une peau sèche, une incapacité à transpirer, l'affaissement des yeux, la soif et des douleurs lombaires. La rate et les reins se dilatent. Il peut se produire du diabète (de type Vata) ou d'autres maladies dégénératives (comme la tuberculose). Il peut se produire des tumeurs dans les tissus adipeux (lipomes), généralement petites, sèches ou dures.

5. Asthi Dhatu : Vata dans les os (Asthi Gata Vata) occasionne une faiblesse et une atrophie des tissus osseux. Cela inclut les os fragiles, les fractures faciles et spontanées, l'ostéoporose et les douleurs osseuses. Il y aura également des douleurs et une sensibilité au niveau des dents, des caries, des ongles et cheveux cassants, la chute de dents et de cheveux. Les maladies comprennent l'arthrite, l'arthrose, l'arthrite rhumatoïde, l'ostéoporose et les tumeurs des os.

6. Majja Dhatu : lorsque Vata envahit la moelle (Majja Gata Vata), elle finit par la dessécher et la diminuer. Cela entraînera une faiblesse nerveuse, des douleurs nerveuses, des tremblements, des convulsions, le coma ou la paralysie. Il y aura de la douleur ou des craquements au niveau des articulations, des vertiges, une vision floue, les oreilles qui sifflent, ainsi que la nervosité, l'insomnie, les sensations de vide, la peur et l'anxiété. Les maladies comprennent la neurasthénie, la névralgie, la sciatique, l'épilepsie, la sclérose en plaques ou les tumeurs des tissus nerveux.

7. Shukra Dhatu : Vata dans le fluide reproducteur (Shukra Gata Vata) entraîne son appauvrissement de façon similaire. Cela entraînera une faiblesse sexuelle, l'impuissance, l'infertilité ou la stérilité. Les rapports sexuels seront difficiles ou douloureux avec un manque de sécrétions. Chez les femmes, le cycle hormonal sera perturbé avec des règles difficiles et

peu abondantes ou un arrêt total de la menstruation. Chez les hommes, le taux de spermes sera faible et la quantité insuffisante. Psychologiquement, il y aura de la nervosité, de la peur, de l'anxiété et un manque d'amour. La personne ne se sentira pas aimée et aura parfois des tendances suicidaires. D'autres maladies comprennent la prostate enflée, les testicules enflés, les kystes ou tumeurs de la prostate, de la poitrine et de l'utérus, qui sont généralement de nature sèche et dure. Le système immunitaire peut baisser avec une dégradation générale de la vitalité.

Pitta

Pitta se déplace de son lieu d'accumulation dans l'intestin grêle et pénètre également dans le système sanguin envahissant les tissus.

1. Rasa Dhatu : Pitta pénétrant dans le plasma (Rasa Gata Pitta) endommage la peau. Il occasionne une sensation de brûlure au niveau de la peau et une décoloration cutanée rouge, bleue ou jaune. Il produit une variété de maladies inflammatoires de la peau ainsi que des éruptions qui comprennent l'acné, la dermatose, l'urticaire, le psoriasis, l'eczéma et d'autres maladies de peau où la peau devient rouge, chaude et grasse (par exemple les maladies de peau humides et chaudes dans la médecine chinoise). Cela entraîne une forte fièvre souvent accompagnée d'une sensation de soif et de transpiration et de maladies comme la grippe, la bronchite, la rougeole, la varicelle, des herpès, et des maladies avec des inflammations, des ganglions telles que les oreillons, et les tissus lymphatiques enflés et enflammés.

2. Rakta Dhatu : Pitta pénétrant dans le sang (Rakta Gata Pitta) le chauffe et le fait circuler plus rapidement. Il produit des sensations de brûlures, des sensations de chaleur dans les mains et dans les pieds, des rougissements et des bouffées de chaleur. Il provoque la coagulation lente du sang avec une

guérison lente des plaies et blessures. Il favorise toutes sortes d'hémorragies y compris l'épistaxis, l'hémoptysie et même l'hémophilie. Il peut se produire des maladies du foie et de la rate, telles que la jaunisse et l'hépatite. Les maladies inflammatoires de la peau, sous le plasma, peuvent se produire avec davantage de rougeurs, de saignements ou de formation de pus. Il peut se produire des furoncles, des pustules, des abcès et autres affections toxiques presque dans tout le corps, avec une forte fièvre.

3. Mamsa Dhatu : Pitta pénétrant dans les muscles (Mamsa Gata Pitta) produit des inflammations musculaires et des abcès dans les tissus musculaires. Cela comprend des bursites, tendinites pour les muscles volontaires. Dans les muscles lisses (comme dans le système digestif), il provoque des maladies telles que des ulcères, des gastrites (inflammations de l'estomac), des entérites (inflammations des intestins), des colites (inflammations du côlon), et des appendicites ainsi que des gingivites (inflammations des gencives). Dans les muscles cardiaques, il provoque la myocardite et des maladies des infarctus du myocarde. Il y aura de la fièvre, des gonflements ou des tumeurs et de la douleur.

4. Meda Dhatu : Pitta dans le tissu adipeux ou graisse (Medo Gata Pitta) va également provoquer des brûlures ou des infections dans les tissus adipeux. Ceci provoque la formation d'abcès et de tumeurs dans les tissus adipeux et les glandes sébacées. Il y aura une transpiration profuse, une grande soif, un excès d'urine et une déshydratation. Il peut se produire des infections rénales (plus graves lorsqu'il y a du sang dans les urines) et du diabète (de type Pitta) et autres maladies débilitantes.

5. Asthi Dhatu : Pitta pénétrant dans les os (Asthi Gata Pitta) provoquera des infections ou des inflammations des tissus osseux. Il pourra se produire des maladies telles que l'arthrite

(de type Pitta ou de type humide et chaud avec beaucoup de rougeurs et de douleurs), la périostite ou l'ostéomyélite, avec des douleurs aiguës dans les os et les articulations. Des abcès pourront se produire à l'intérieur des os. Les cheveux pourront devenir gris ou tomber et il pourra également se produire des infections sous les ongles.

6. Majja Dhatu : Pitta dans la moelle (Majja Gata Pitta) provoque diverses maladies inflammatoires des nerfs et de la moelle. Elles incluent les névrites, les encéphalites, les méningites et les sciatiques. La moelle osseuse peut alors s'appauvrir et provoquer de l'anémie. Les tissus nerveux peuvent se consommer et entraîner de la neurasthénie. Il se produira de la chaleur dans la tête et les yeux, des vertiges, des céphalées, de la colère et de l'irritabilité. La perception deviendra trop aiguë ou douloureuse.

7. Shukra Dhatu : Pitta dans le fluide reproducteur (Shukra Gata Pitta) provoque des inflammations et un appauvrissement du fluide reproducteur. Il pourra se produire des hémorragies de l'utérus, des infections, des tumeurs ou des cancers chez les femmes avec des règles brûlantes, excessives et douloureuses, trop fréquentes ou avec des saignements entre les règles. Chez les hommes il peut se produire des tumeurs des testicules ou de la prostate avec des infections, de la fièvre et du sang dans les spermes. Le système immunitaire peut se dégrader et il se peut qu'il n'y ait plus aucune résistance aux maladies infectieuses.

Kapha

Kapha se déplace de son lieu d'accumulation dans l'estomac et pénètre également dans le système sanguin envahissant les tissus.

1. Rasa Dhatu : Kapha dans le plasma (Rasa Gata Kapha) provoque diverses maladies avec du mucus dans la peau et du mucus dans les poumons. La peau sera pâle, blanche, froide,

humide et épaisse. Il pourra se produire diverses maladies humides de la peau, comprenant des fongus, des verrues, des kystes et des eczémas de type humide. Il peut se produire des œdèmes faciaux ou sous-cutanés. Les poumons seront congestionnés avec de la fièvre, de la toux et une inflammation des ganglions. De telles maladies comprennent la grippe, la bronchite et l'asthme. Il se produira de la nausée, un manque d'appétit et une sensation de lourdeur dans le corps et dans le cœur.

2. Rakta Dhatu : Kapha dans le sang (Rakta Gata Kapha) entraîne des maladies avec du mucus dans le sang et dans le cœur. Cela entraîne une mauvaise circulation, des extrémités froides et une abondance de sang dans les veines. Le sang sera pâle, gluant, visqueux et stagnant. On trouvera un cholestérol élevé, de l'artériosclérose et de l'hypertension. Il se formera des caillots de sang avec un rétrécissement de l'artère coronaire pouvant provoquer des crises cardiaques. Il y aura de l'anémie, une hypertrophie du foie et de la rate, la jaunisse, une congestion de bile et des calculs mous.

3. Mamsa Dhatu : Kapha envahissant les muscles (Mamsa Gata Kapha) provoque diverses maladies de congestions dans les tissus musculaires. Les muscles seront enflés, il y aura une difficulté de mouvement, une lourdeur, de la rigidité, de la léthargie un manque de tonus musculaire. Des ulcères chroniques ou des tumeurs pourront apparaître, ainsi que des tumeurs utérines. Le cœur pourra être dilaté et il pourra y avoir des œdèmes cardiaques. Les déchets des muscles, tels que le cérumen des oreilles et le mucus nasal et pharyngé pourront être abondants.

4. Meda Dhatu : Kapha dans les tissus adipeux (Medo Gata Kapha) provoquera un excès de tissus adipeux. Il y aura de l'obésité, des œdèmes, des tumeurs adipeuses, avec de la lourdeur et de la fatigue. Il apparaîtra divers troubles des reins

comprenant des infections chroniques, de l'albumine et du diabète. Il pourra se produire un ralentissement de la fonction de la rate et du pancréas et peut-être même du diabète. La transpiration sera froide, collante et visqueuse.

5. Asthi Dhatu : Kapha dans les os (Asthi Gata Kapha) produit un excès de tissus osseux congestionnés. Il y aura de la lourdeur dans les os, des articulations enflées et de l'arthrite (de type Kapha, humide et liquide) avec de légères infections des os. Il pourra se produire des os supplémentaires, des excroissances osseuses ou des dents supplémentaires ainsi que des tumeurs osseuses ou des cancers des os (de l'ostéome, des sarcomes). Les ongles et les cheveux s'épaissiront et se raccourciront et il y aura un excès de pilosité sur le corps.

6. Majja Dhatu : Kapha dans la moelle (Majja Gata Kapha) provoque des problèmes de congestion dans la moelle et les tissus nerveux. Les articulations enfleront et s'affaibliront avec des douleurs étouffées. Il se produira un manque de sensibilité nerveuse, les sens seront émoussés, avec des engourdissements, de la léthargie et avec de légères infections nerveuses. Il pourra se produire des tumeurs des tissus nerveux (névromes) ou de l'hydrocéphalie (excès d'eau dans le cerveau) ainsi que de nombreux troubles du système nerveux tels que la sclérose en plaque avec une obstruction des canaux nerveux.

7. Shukra Dhatu : Kapha dans le fluide reproducteur (Shukra Gata Kapha) provoque des problèmes de congestions dans le système reproducteur. Il se produira une faiblesse sexuelle, de l'infertilité et de l'impuissance. Chez les femmes, il se produira des tumeurs utérines, des kystes ou des polypes, des grossesses ectopiques ou des endométrites, avec une leucorrhée épaisse ou un utérus humide et froid. Chez les hommes, la prostate et les testicules pourront enfler (hydrocèle) avec de la spermatorrhée. Le sperme sera froid,

épais et en excès. Il pourra se former un cancer mais les tumeurs seront bénignes. Le système immunitaire pourrait ne pas se dégrader mais il y aura une faible résistance aux rhumes et aux grippes, une faiblesse physique, un manque de motivation et une altération du métabolisme.

Notez que la même maladie, telle que l'arthrite, se manifeste sous trois formes selon le Dosha qui augmente, se déplace et endommage les tissus. Pour différencier ces maladies, nous devons également examiner tous les symptômes dans le corps afin de découvrir ses prédominances doshiques.

Par conséquent, nous devons apprendre à différencier :

1. La cause de la maladie (Dosha)
2. Son étape de développement (Kriyakala, Agni et Sâma / Nirâma)
3. Son emplacement (Dhatus et Srotamsi)

Chapitre 8 – Questions d'étude

1. Quels sont les principaux signes de Vata dans les tissus ?
2. Quels sont les principaux signes de Pitta dans les tissus ?
3. Quels sont les principaux signes de Kapha dans les tissus ?
4. Comment Vata, Pitta et Kapha diffèrent-ils lorsqu'ils endommagent un tissu spécifique, par exemple, la moelle ?
5. Pourquoi Vata provoque-t-il le plus de maladies ?

Chapitre 9
Diagnostic du Patient I

Introduction à l'évaluation de la maladie

Le diagnostic ayurvédique repose sur l'observation directe du corps et de la psychologie d'une personne. Le diagnostic (Pariksha) est définitivement un art en ce qui concerne l'information la plus subtile que nous pouvons acquérir. Il existe cependant un grand nombre d'informations que nous pouvons tous obtenir rapidement.

Le diagnostic ayurvédique s'effectue de diverses manières selon les praticiens. Il est souvent effectué par la prise du pouls du patient, par l'examen de sa langue et par le questionnement. D'autre part, il peut également s'effectuer par un examen physique et psychologique complet et par l'examen détaillé de tous les Doshas, tissus, canaux, organes et déchets du corps.

Le diagnostic vise soit à :

1. Une évaluation constitutionnelle (Prakriti Pariksha)
2. Une évaluation du déséquilibre (Vikriti Pariksha)

En général le deuxième point devra précéder le premier, parce qu'il nous indique l'état courant du patient. Vikriti par définition est ce qui recouvre Prakriti. Dans la grande majorité des cas le patient consulte le thérapeute parce qu'il ressent un déséquilibre. De plus il est impossible de comprendre la Prakriti si la Vikriti la recouvre. Donc les médecins ayurvédiques en Inde diagnostiquent et traitent Vikriti avant Prakriti parce que c'est la manière logique de procéder.

Trois méthodes de diagnostic

En Ayurvéda, nous reconnaissons trois diagnostics de base :

1. L'observation — *Darshana*
2. Le toucher — *Sparshana*
3. Le questionnement — *Prashnana*

Toutes les formes de diagnostic entrent dans ces trois catégories. Par exemple, une analyse de sang est simplement une forme d'observation différente. La plupart des tests modernes sont une forme de toucher pour recevoir l'information qui est alors observée – donc l'observation de la donnée est le but médical.

L'observation - Darshana

L'observation comprend l'examen entier du patient ainsi que l'examen de diverses parties spécifiques du corps. Celles-ci comprennent la langue, les yeux ou les ongles, où il est plus facile d'observer les déséquilibres. L'art du diagnostic est très semblable à l'art de l'observation. Nous devons apprendre à observer les individus, à observer comment ils se déplacent, comment ils parlent, comment ils placent leur corps, les caractéristiques de leur visage, comment ils s'expriment, quels facteurs révèlent des déséquilibres ou un manque d'harmonie.

Le toucher - Sparshana

Le toucher comprend la prise du pouls, la palpation de l'abdomen et d'autres parties importantes du corps. Il peut impliquer l'utilisation d'instruments tels qu'un stéthoscope pour examiner l'état des poumons, du cœur, etc. bien que cela soit utilisé en allopathie et non traditionnellement en Ayurvéda.

L'Interrogation - Prashnana

L'interrogation comprend la prise de connaissance de l'histoire médicale et la connaissance des réactions vitales du patient. Cela inclut ses habitudes alimentaires, sa digestion, son élimination (urine, selle et transpiration), ses menstruations, sa fonction sexuelle, son énergie en général, sa prédisposition aux maladies (fonction du système immunitaire) etc. Cela implique de se renseigner sur les douleurs qui l'affectent, sur ses faiblesses et dysfonctionnements, ainsi que sur la régularité ou l'irrégularité des fonctions vitales. Le questionnement est probablement le facteur le plus important, parce que beaucoup d'éléments peuvent y être révélés. Cependant, nous ne pouvons pas entièrement prétendre que les patients connaissent leur condition ni même le fonctionnement de leur corps.

Le questionnement demande donc de la diplomatie de la part du praticien et une ouverture de la part du patient. Il est préférable de demander au patient l'état d'une maladie, par exemple, ses fréquences de miction plutôt que si ses urines sont normales ou non. Cela impliquerait un jugement de valeur de la part du praticien. Le terme normal peut signifier n'importe quoi et nous apprenons à accepter comme normaux des déséquilibres chroniques ou à long terme.

Les étapes de l'examen du patient

Un examen ayurvédique général se concentre sur l'examen de la constitution physique et mentale, pour lesquelles vous pouvez utiliser la liste et les informations étudiées dans les chapitres précédents.

Un examen ayurvédique médical inclut les Doshas, les Dhatus, les Malas, les Srotas et les organes du corps ainsi que l'état mental. Chaque tissu, système ou organe peut être examiné en considérant s'il fonctionne de manière puissante ou faible, équilibrée ou déséquilibrée selon les Doshas qui contrôlent son fonctionnement. Toute information divulguée à propos de l'un de ces sujets est pratique pour le diagnostic parce qu'elle va nous indiquer comment déterminer les états normaux ou anormaux des Doshas et la cause de la maladie.

L'Ayurvéda ne nécessite pas d'examens médicaux pour arriver à ses conclusions. Ceux-ci font partie de la médecine allopathique. Mais de nombreux médecins ayurvédiques en Inde qui sont également formés en allopathie, utilisent de telles méthodes. Nous n'aborderons pas ces examens ici parce qu'ils peuvent être étudiés ailleurs si nécessaire. Cependant l'Ayurvéda est ouvert à toutes les données fournissant un point de vue plus large sur l'état du patient. Il est important de placer toutes les données de source moderne dans la perspective du fonctionnement des Doshas, plutôt que de les employer pour tirer des conclusions qui sortent du domaine des données ayurvédiques. Par exemple une analyse de sang indiquant un déséquilibre hormonal peut montrer qu'il y a un problème dans le fonctionnement du Dhatu Shukra. Des niveaux excessifs tendront à montrer des problèmes de type Kapha et des niveaux déficients des problèmes de type Vata, et que le Dhatu Shukra dans son ensemble est contrôlé par Kapha.

Examen de la constitution (Prakriti Pariksha)

Il est toujours utile de découvrir la constitution de l'individu. Cela peut se faire avec l'aide d'un traitement ou d'une réduction de Vikriti. Dans de nombreux pays occidentaux, on suppose à tort que rien ne peut être fait pour le patient avant que Prakriti ne soit déterminée. Cette idée n'est pas indienne, ni ayurvédique mais provient d'une confusion des Occidentaux. Il est important de se rappeler que découvrir la Prakriti est *le but* et que cela permettra de conseiller sur le type de régime et d'hygiène de vie à suivre toute la vie quand la Vikriti aura été supprimée ou réduite.

1. Déterminez la condition des facteurs métaboliques. Ceux-

ci incluent l'appétit (état d'Agni), la circulation et la condition des déchets (Mala). Cela nécessite une interrogation et une constatation des habitudes à long terme. Il est souvent nécessaire de se renseigner sur le régime alimentaire du patient pendant cette période, étant donné que cela renseigne non seulement sur les tendances du métabolisme à long terme mais également sur les habitudes de déséquilibres potentiels.

2. Examinez la charpente du patient et la condition générale de la structure et des membres du corps, ainsi que son teint. Cela ne nécessite pas l'interrogation du patient.

3. Examinez la force générale du patient, à ce stade, il est également nécessaire d'examiner le pouls, la langue, etc.

4. Déterminez la nature mentale et émotionnelle avec la parole, la mémoire, le sommeil, les rêves, etc., selon les trois Gunas : Sattva, Rajas et Tamas.

Prakriti

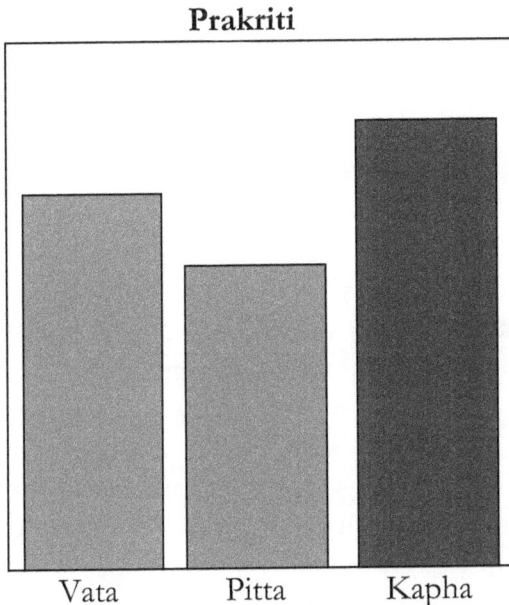

Vata   Pitta   Kapha

Le diagramme ci-dessus montre la combinaison des Doshas avec un Dosha dominant ou deux. Le Dosha dominant indique la Prakriti. Ce graphique-ci montre un type à dominante Kapha, avec un Vata secondaire et en dernière position Pitta.

Il est important de se rappeler qu'il faut plusieurs consultations avec un patient pour bien le comprendre. N'essayez pas de comprendre tout à la fois, comprendre une personne couche par couche est une façon réaliste et méthodique de travailler. En général, il est impossible de connaître la Prakriti d'une personne en une consultation.

Examen de la maladie (Vikriti Pariksha)

Il implique l'étude de la plupart des facteurs similaires mais en se référant à la condition de la maladie du patient, et non à sa constitution sous-jacente. Ainsi, l'interrogation portera sur la nature et sur la première attaque de la maladie, sur ses symptômes, sa sensibilité et son développement, ou conditions uniques de cette maladie, qui sont différentes de ce qui est habituel ou normal pour le patient. Par exemple, observez comment l'appétit, la soif, l'élimination, les urines, la sensibilité à la température et le niveau énergétique ont changé à cause des facteurs de maladie.

1. Déterminez le moment où la maladie a commencé, si elle est chronique ou aiguë, ainsi que tout l'historique de plainte similaire du patient et de sa famille.
2. Constatez les déséquilibres doshiques sous-jacents à l'origine de la maladie et s'ils sont renforcés ou non par le Dosha prédominant de la personne (Prakriti).
3. L'état d'Agni.
4. Déterminez si la maladie est Sama ou Nirama.
5. Déterminez également les symptômes principaux de la maladie, par exemple la douleur, la fièvre, l'infection et la fatigue.
6. Déterminez le stade de la maladie impliquée, ainsi que le chemin de la maladie et quels sont les tissus, déchets, systèmes ou organes impliqués.
7. Prenez note de tous les facteurs mentaux et

psychologiques impliqués, tels que le stress provenant de la maladie ou provoquant la maladie.

8. Vérifiez quels sont les facteurs de l'environnement ou du style de vie tels que le travail, le régime alimentaire ou les exercices physiques qui favorisent le développement ou le maintien de la maladie.
9. Déterminez la motivation du patient.
10. Demandez ses priorités au patient s'il y a plusieurs problèmes à résoudre, cela permet d'établir un protocole de traitement.

Dans le graphique suivant nous voyons la même personne dans un état de Vikriti où le Dosha principal Kapha a diminué et les second et troisième Doshas ont tous les deux augmenté. Afin de restaurer la santé de cette personne, le praticien devra réduire à la fois Vata et Pitta en permettant à Kapha de retourner dans son état normal de Dosha dominant.

Vikriti

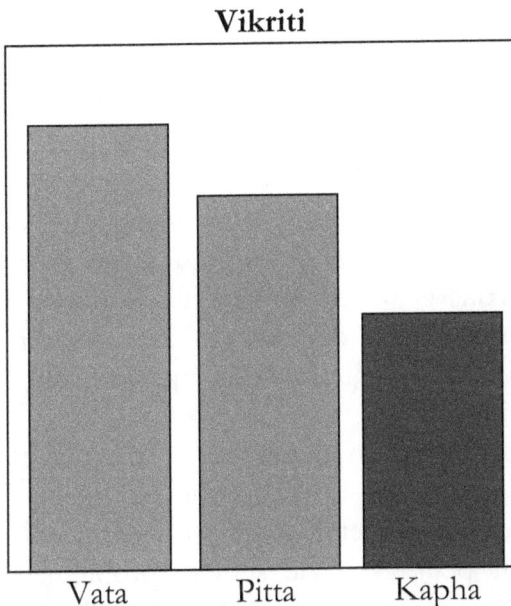

| Vata | Pitta | Kapha |

Atreya préfère employer une présentation en graphique dans le travail clinique plutôt qu'un système arbitraire d'évaluation chiffrée qui n'est pas la norme en Ayurvéda. Un graphique est simple à dessiner et montre les niveaux des Doshas sans leur donner aucune valeur inconsciente. Ceci permet aussi au praticien de montrer les améliorations ou les déséquilibres à l'aide de graphiques.

Notez qu'être en bonne santé ne signifie pas avoir un graphique avec trois niveaux égaux. La santé est l'état naturel ou la Prakriti de la personne. Chaque individu a un mélange différent de Doshas qui le rend unique. Mettre les trois niveaux du graphique à la même hauteur est comme vouloir que tous les humains sur Terre soient exactement identiques.

Un examen plus étendu peut impliquer l'examen des trois Doshas, des Dhatus, des Malas, des Srotamsi, des organes vitaux, des organes de sens, des organes d'action et des facultés mentales et peut indiquer leur nature et leur niveau de fonctionnement, ainsi que des suggestions pour les améliorer. Nous avons besoin de connaître un certain nombre d'éléments pour commencer le traitement. Il se peut que nous ne connaissions pas tout de suite toutes les couches profondes de la maladie.

En général, il est préférable de ne pas donner une description occidentale de la maladie en même temps qu'une description ayurvédique plus spécifique. Nous devons également indiquer le degré de la maladie. Par exemple, un patient peut avoir une arthrite rhumatoïde mais d'un point de vue ayurvédique, ce sera un cas sérieux Sama Pitta dans les tissus osseux. Le nom occidental de la maladie peut aider à communiquer avec les patients mais nous devons éviter de donner des noms ou des étiquettes aux personnes. Nous devons toujours assurer au patient que la maladie est un déséquilibre doshique pouvant être traité de manière holistique.

Nous devons toujours avoir en mémoire que l'examen est la base d'une stratégie de traitement. Le diagnostic est un art, bien qu'il y ait des lignes directrices et il existe souvent plusieurs possibilités. Un patient peut avoir de sérieux problèmes ou déséquilibres, aussi nous devons nous concentrer sur l'un d'eux et permettre au résultat du traitement de nous dicter des modifications. Notre diagnostic initial est une ligne directrice pour un traitement ultérieur, non pour la fin de l'examen du patient.

Notre aptitude à diagnostiquer devrait aller de pair avec notre aptitude à prescrire un traitement. Le meilleur diagnostic du monde est sans valeur si nous ne parvenons pas à dire à nos patients comment traiter leur maladie efficacement. Si vous ne parvenez pas à effectuer un diagnostic complet, si au moins vous arrivez à déterminer le déséquilibre doshique, il sera toujours possible de trouver une solution de traitement. Nous devons à nouveau aller du général au spécifique.

Méthodes de Diagnostic

Le diagnostic de la langue

La langue est un endroit important où on peut lire l'état du corps entier et celui du système digestif en particulier. Il est important pour constater les Doshas et leurs états Sama et Nirama dans le système digestif ou Koshta. Il est utile de comprendre à la fois la Prakriti et la Vikriti d'un patient. C'est la meilleure carte de l'intérieur du corps. Le diagnostic de la langue peut être très subtil et cette connaissance peut s'approfondir pendant plusieurs années. Mais pour une personne moyenne il est relativement simple de comprendre immédiatement ce qui se produit à l'intérieur de l'organisme en regardant la langue. C'est une bonne idée d'enseigner aux patients cette méthode d'auto diagnostic pour leur permettre de réguler leur propre santé, et spécialement les conditions d'Ama dans la digestion.

La forme même de la langue et sa couleur montrent la constitution de base de la personne. Un tremblement léger, une couleur plus foncée et mate de la langue montrent une Prakriti Vata. Une langue de taille moyenne et rougeâtre montre une Prakriti Pitta. Et une langue épaisse, arrondie, d'un rose pâle indique une Prakriti Kapha. Normalement la couleur de la langue doit être d'une nuance de rose. (Voir Figure 1.)

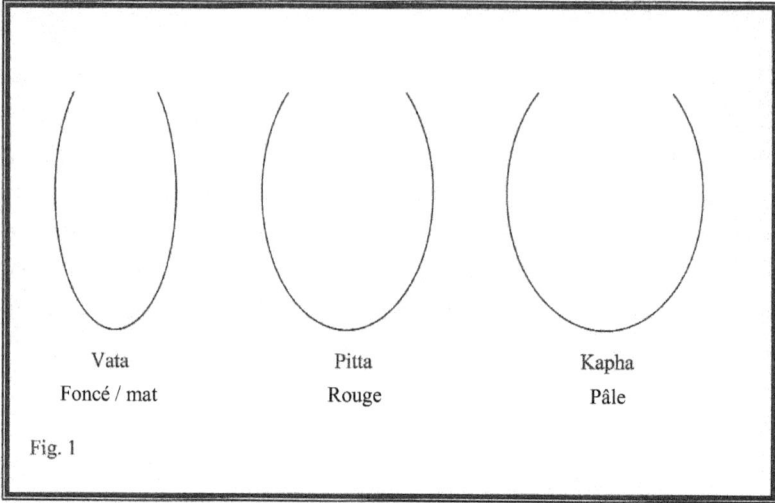

Vata   Pitta   Kapha
Foncé / mat   Rouge   Pâle

Fig. 1

D'autre part la langue montre si l'un des Doshas est déséquilibré. Quand on divise la langue en trois parties, la racine est Vata, le milieu est Pitta et la pointe est Kapha. (Voir Figure 2).

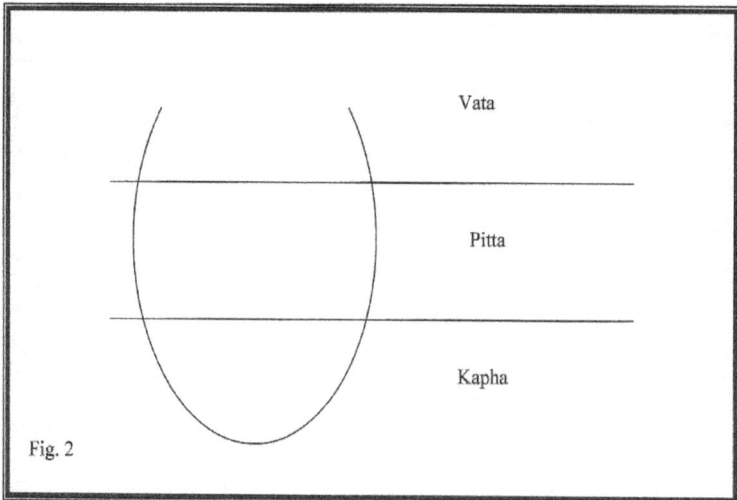

Vata

Pitta

Kapha

Fig. 2

Une couche excessive (ou visqueuse) sur l'une ou l'autre de ces trois zones montre quel Dosha est mélangé avec Ama. Les bosses, les trous, les grosseurs ou les amas glaireux indiquent tous quel(s) Dosha(s) est dans un état d'augmentation ou d'aggravation.

Quand la langue est recouverte d'une pellicule, cela indique une accumulation de nourriture non digérée ou Ama dans le système digestif. La couleur de cette pellicule donne une indication sur le Dosha qui crée l'accumulation. Une pellicule foncée est liée à Vata et à une condition toxique, froide, et sèche. Une couche jaunâtre ou verdâtre est liée à Pitta et à une condition toxique et très chaude. Un film blanchâtre est lié à Kapha et à une condition froide, huileuse, et congestionnée. (Voir Figure 3).

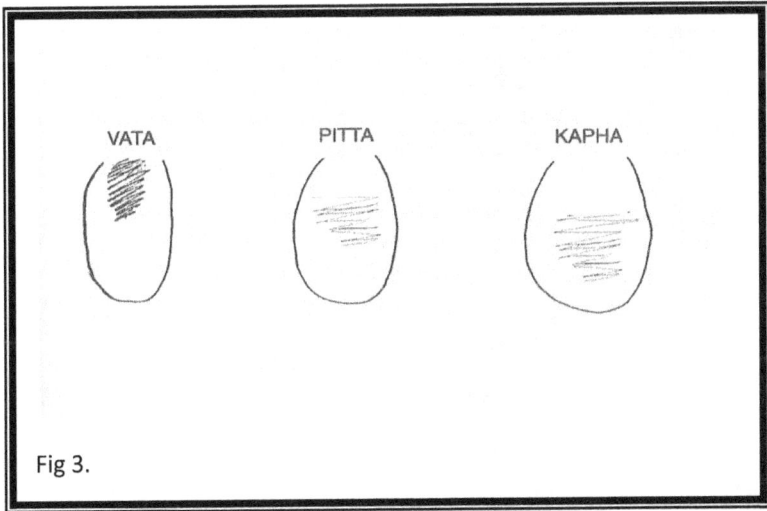

Fig 3.

De plus, l'emplacement exact de l'accumulation donne une indication sur l'organe affecté ou à l'origine du problème. En examinant le graphique (Fig. 4) on trouve l'emplacement de la terminaison du méridien correspondant à chaque organe majeur. L'état de santé de chaque région donne une indication quant à la santé de chaque organe correspondant. Par les mêmes marques, bosses, trous, etc. tout indique quel organe n'est pas en bonne santé, congestionné, en surrégime ou en sous régime.

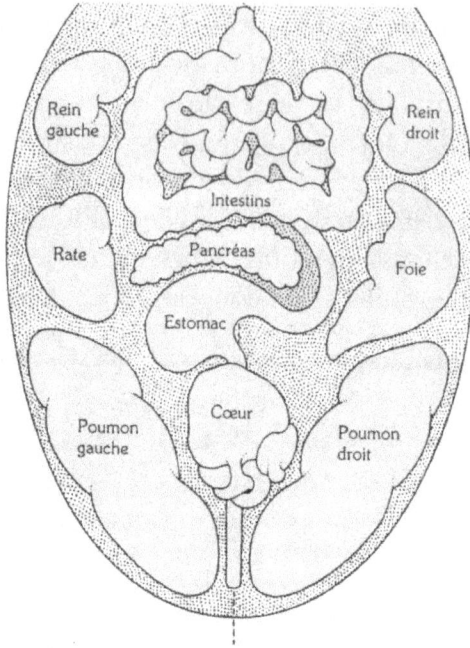

Note : Ce dessin est utilisé pour regarder sa propre langue dans un miroir. C'est une image " en miroir ".

Image reproduite à partir : *Ayurveda : Science de l'auto-guérison*, par Dr Vasant Lad

Le diagnostic consiste à déterminer ce qui ne va pas en réalité, à partir de ce que vous observez sur la langue. Ceci exige d'étudier et d'accumuler de l'expérience, mais voici ce que vous pouvez facilement déterminer vous-même.

Perturbation Vata sur la langue
- petites craquelures sur la totalité de la langue
- langue sèche et rose foncé
- pellicule sèche sur le fond de la langue
- bosses sur les points des reins ou la zone du côlon
- pellicule sur le gros intestin et/ou l'intestin grêle
- zone rugueuse sur l'arrière ou sur la totalité de la langue

Perturbation Pitta sur la langue

- langue rouge rosé
- aphtes blancs et froids
- bosses sur les points du foie, de la rate et du pancréas
- pellicule verdâtre ou jaunâtre sur la langue
- pellicule sur la zone du milieu de la langue
- taches rouge vif sur les zones des organes digestifs ou toute zone
- langue rouge vif avec des crevasses

Perturbations Kapha sur la langue

- langue rose pâle
- pellicule grasse sur la langue
- couche blanche sur la langue
- creux dans la zone des poumons
- bosses ou creux dans le point du cœur ou toute zone
- pointe de la langue blanchâtre ou pâle.

Autres signes généraux sur la langue

- l'empreinte des dents sur les bords de la langue indique la malabsorption des nutriments dans l'intestin grêle.
- une ligne profonde au centre de la langue montre des émotions réprimées, une énergie nerveuse, ou des problèmes structurels de la colonne vertébrale.
- des crevasses ou ondulations sur la ligne centrale indique un problème de dos comme une scoliose ou une hernie discale.
- une mauvaise haleine montre un Agni faible ou la présence d'Ama.

La compilation de ces informations permet d'évaluer rapidement l'état du système digestif. Souvent les indications générales – comme la présence de craquelures qui montrent un déséquilibre Vata chronique – sont les indications les plus pertinentes parce qu'elles donnent des indications à long terme sur l'histoire passée. Une langue craquelée, des couches épaisses, des couleurs fortes (brun, rouge ou blanc), indiquent toutes une accumulation des Doshas pendant un certain temps. Des bosses ou dépressions indiquent un déséquilibre chronique. Dans ces circonstances, cela montre que les Doshas ont dépassé le stade de l'augmentation et de l'aggravation et sont dans des stades plus avancés du processus de la maladie.

Les facteurs primaires à considérer sont :
1. Le corps ou la taille, la forme et le mouvement de la langue
2. La couleur de la langue
3. Le revêtement de la langue
4. La quantité d'humidité sur la langue

1. Consistance de la Langue

Les types Vata ont généralement une langue fine, petite ou longue. Leur langue tremble souvent.

Les types Pitta ont une langue moyenne mais pouvant être pointue ou angulaire.

Les types Kapha ont une grande langue, ronde, épaisse ou grosse, souvent avec de grosses lèvres.

2. Couleur de la Langue

Vata donne généralement une langue un peu foncée, mat ou de couleur terne.

Pitta est généralement indiqué par une langue rouge.

Kapha se remarque par une langue pâle ou blanche.

3. Revêtement de la Langue (Âma)

Vata se manifeste généralement par un revêtement gris, brun ou foncé.

Pitta se manifeste généralement par un revêtement jaune / vert.

Kapha se manifeste par un revêtement blanc.

4. Humidité de la Langue

Vata est indiqué généralement par une langue sèche souvent craquelée ou un revêtement sec.

Pitta est indiqué généralement par une langue humide dans les maladies Sama, mais une langue rouge et sèche dans les maladies Nirama.

Kapha se manifeste par une langue humide et mouillée avec une possibilité de mucus et une salivation en excès. Une écume, une salive mousseuse ou des bulles sur la langue indiquent Kapha et une faiblesse des poumons.

Les ongles des mains

Les ongles montrent le fonctionnement du Dosha Vata en totalité, et le Purisha Dhara Kala (Asthi Dhara Kala) en particulier. Les ongles sont un outil de diagnostic important et ne devraient jamais être négligés par le praticien. Ils sont le Mala du Dhatu Asthi et montrent le métabolisme du Dhatu Asthi. Ils montrent aussi comment Vata fonctionne en général dans le corps.

Il est préférable d'utiliser les ongles des mains plutôt que ceux des pieds qui sont souvent déformés par les chaussures et divers facteurs de l'enfance comme des chaussures petites, pas de chaussures, etc. Les ongles des orteils sont aussi beaucoup plus sensibles aux infections que les ongles des mains, ainsi on peut les observer mais pas se baser sur eux pour faire un diagnostic.

On peut utiliser les ongles des mains pour déterminer Prakriti grâce à leur forme comme indiqué dans la Leçon Un de ce volume. Il est important de noter l'emploi de cosmétiques ou autre facteur qui peuvent endommager les ongles quand vous déterminez la Prakriti à partir d'eux. Regardez davantage la forme générale des ongles en même temps que les doigts.

Pour déterminer Vikriti à partir des ongles, il est nécessaire de noter les attributs normaux des Doshas. Les Doshas donneront toujours leurs propres qualités à la zone qu'ils augmentent. Par conséquent les ongles des mains vont montrer les attributs du

Dosha dominant dans le côlon (Purisha Dhara Kala). C'est une indication très importante de l'état général du système digestif. Cela confirme aussi l'état de Purisha Mala (les selles). Il est très important que l'information relevée sur les ongles des mains corresponde avec les indications que le patient donne sur l'évacuation des selles. Par exemple, si un patient dit qu'il a une bonne élimination et beaucoup d'énergie, et que ses ongles de mains sont cassants et montrent des lignes verticales, cela indique qu'il a peu d'énergie, un Vata élevé et une élimination irrégulière.

Les perturbations Vata sur les ongles
- ongles secs et fendus
- ongles rongés
- ongles cassants
- couleur foncée sous l'ongle

Les perturbations Pitta sur les ongles
- ongles enflammés
- couleur rouge sous l'ongle

Les perturbations Kapha sur les ongles
- ongles épais
- couleur pâle sous l'ongle

Les perturbations générales sur les ongles

Les lignes soit verticales soit horizontales sur les ongles sont des indications générales. Des taches blanches ou en formes de nuages sont aussi fréquentes et importantes. Les ongles effrités ou écaillés montrent des problèmes chroniques ou une condition de sècheresse.

La malabsorption des nutriments est l'une des plus importantes indications que l'on peut voir sur les ongles. La langue montre les syndromes de malabsorption par les marques de dents sur la langue, mais il est important de noter que cela indique un dysfonctionnement de l'intestin grêle et Pachaka Pitta. Les ongles montrent le syndrome de malabsorption dans le côlon et Apana Vayu. Par conséquent, le syndrome de malabsorption a deux origines selon l'Ayurvéda – l'intestin grêle ou le côlon. Les ongles sont très utiles pour indiquer quel Dosha cause le problème pace qu'ils donnent des indications sur Vata et le côlon. Agni doit toujours être traité dans les cas de malabsorption. Souvent les problèmes d'Agni vont s'installer dans le côlon et dans les fonctions Vata, affectant Vata qui n'est pas la cause du problème mais qui est perturbé par le dysfonctionnement d'Agni.

Les lignes verticales et les taches blanches ou en forme de nuages indiquent qu'Apana Vayu ne fonctionne pas normalement. Ce sont toutes des indications d'une malabsorption des nutriments qui vont entraîner une fatigue générale chez le patient. Les lignes horizontales sur les ongles tendent à montrer des problèmes plus chroniques liés à Agni, ou bien l'emploi de médicaments forts comme les antibiotiques ou la cortisone. Les lignes horizontales sont plus graves et indiquent un problème à long terme ou un problème plus difficile à corriger. Il faut garder à l'esprit que les ongles ne montrent que le côlon et le Dhatu Asthi ainsi les traitements fonctionneront seulement sur cette partie de l'organisme.

Quand les ongles s'écaillent ou deviennent friables cela indique une condition élevée de Vata, et nécessite un traitement. Ceci indique habituellement une condition Nirama si elle se rencontre seule sans autres indications d'Ama. Apana Vayu est dans un état d'excès et entraîne de la sècheresse dans le côlon et Ashti Dhatu.

L'abdomen

La palpation de l'abdomen est un outil de diagnostic important. Étant donné qu'il possède davantage de facteurs variables que le pouls ou la langue, nous ne pouvons l'aborder ici que brièvement. Il ne sera pas toujours nécessaire mais il peut être très important, en particulier lors de douleurs abdominales ou de dilatations. Généralement ce type de diagnostic est réservé aux

Docteurs en Ayurvéda ou en médecine moderne.

Le patient devra être allongé sur une table de traitement dans une pièce chaude. Le praticien ayurvédique devra s'assurer que ses mains sont propres, chaudes et sèches. La chemise et la ceinture du patient devront être ouvertes pour montrer l'abdomen.

Notez la température générale de l'abdomen, en bas, au centre et en haut de l'abdomen, en plaçant votre main pendant quelques secondes à ces endroits.

Un abdomen chaud ou rougeâtre indique Pitta. Un abdomen frais, humide et gras indique Kapha. Un abdomen froid, sec et mince indique Vata. Des abdomens chauds et moites indiquent de la fièvre.

Lors de la palpation, si nous constatons une grande douleur, c'est souvent signe de maladie Ama. Sama Vata donne plus de douleur et de dilatation dans la partie inférieure de l'abdomen. Sama Pitta donne plus de douleur et de sensation de brûlure dans la partie centrale de l'abdomen. Sama Kapha donne plus de douleur ou de congestion dans la partie supérieure de l'abdomen.

La douleur peut cependant indiquer d'autres facteurs. Une douleur dans la partie inférieure de l'abdomen peut indiquer une stagnation sanguine chez les femmes avec une absence de menstruation, une menstruation difficile ou des maladies plus graves telles que des tumeurs utérines, des endométrites ou des endométrioses. Dans la partie inférieure droite de l'abdomen, cela peut indiquer l'appendicite ou l'inflammation du gros intestin.

Une distension de la partie inférieure de l'abdomen, de la sensibilité ou une douleur lors de la palpation indique un Vata élevé et une accumulation de Vata dans le gros intestin. Un son creux peut indiquer une accumulation de gaz. On peut entendre des sons dans les intestins et sentir du péristaltisme.

Des douleurs le long des côtes, une douleur dans les hypocondries (foie, estomac) et en particulier dans la région du foie indiquent des troubles hépatiques et indiquent souvent des émotions réprimées. Il y a souvent une accumulation et une congestion de bile, ce qui est une maladie Pitta ou Kapha.

L'une des principales façons dont cette méthode est utilisée en Ayurvéda est de frapper légèrement l'abdomen au-dessus des organes digestifs afin d'écouter le son qu'ils produisent. Un organe plein aura un son sourd et un organe creux aura une résonance, ou un son clair. Généralement un organe plein avec un son sourd signifie une accumulation d'Ama. Un son creux, plus léger indique davantage un système digestif normal.

Il faut noter la dureté ou l'élasticité de l'abdomen. Un abdomen dur indique qu'il y a une distension et très probablement l'accumulation d'un Dosha et la présence d'Ama à la fois. Un abdomen qui est souple et élastique indique la santé et un système digestif normal.

Chapitre 9 – Questions d'étude

1. Quelles sont les trois méthodes de diagnostic en médecine ayurvédique ?

2. Que révèlent les différentes couleurs de la langue ?

3. Comment la langue peut-elle être utilisée pour diagnostiquer Vikriti ?

4. Comment la langue révèle-t-elle les maladies Sama et Nirama ?

5. Les ongles de mains montrent quelle partie du corps ? Quel Dosha ?

6. À quels endroits de l'abdomen les douleurs de Sama Vata, Sama Pitta et Sama Kapha tendent à se manifester ?

Chapitre 10
Diagnostic du Patient II

Le Diagnostic du Pouls (Nadi Pariksha)

L'examen du pouls (*Nadipariksha*) est l'un des facteurs les plus importants pour déterminer à la fois la constitution de l'individu et la nature de sa maladie spécifique. Ci-dessous, nous expliquons comment juger le pouls à la fois par rapport aux facteurs constitutionnels (Prakriti) et par rapport aux facteurs de maladie (Vikriti). Les deux conditions ne sont pas identiques et nous devons faire attention à ne pas les confondre.

Cependant, nous devons noter qu'il n'existe pas de diagnostic du pouls standard en Ayurvéda ni dans les universités ayurvédique en Inde. Ce que nous présentons ici est la méthode qu'Atreya a apprise en Inde entre 1987 et 1994.

Alors que nous sommes nombreux à avoir l'image du grand médecin oriental, maître du pouls, capable par le pouls de connaître notre constitution, nos maladies et peut-être également notre nature psychologique et spirituelle, il faut savoir que de tels praticiens sont plutôt rares, on peut même dire que c'est presque un mythe.

Dans l'Inde moderne, les écoles ayurvédiques n'enseignent pas la prise du pouls. Celle-ci se base davantage sur l'examen des systèmes du corps (Srotas) dans la détermination de la constitution et la nature de la maladie, qui est souvent plutôt efficace. De nombreux médecins ayurvédiques ont une connaissance spéciale du pouls mais celle-ci est souvent préservée sous le sceau du secret. Par conséquent, nous ne devons pas nous attendre à devenir des maîtres du pouls avant de pouvoir mettre en œuvre l'Ayurvéda de manière pratique ou utile. L'Ayurvéda est un système scientifique. Le diagnostic devrait inclure tous les symptômes du patient. Il ne doit pas être limité au pouls. Il existe également des médecins, y compris des médecins ayurvédiques, qui créent une mystique du pouls et qui par ailleurs procèdent à un léger examen avec un entretien avec leur patient. L'Ayurvéda est objective et n'a pas besoin d'être revêtue d'un talent non expliqué de la prise de pouls. *Il se peut que de tels médecins cachent leur manque de connaissance véritable lorsqu'ils sont des soi-disant "maîtres du pouls" et qu'ils profitent de la naïveté de leurs patients.* L'Ayurvéda devrait produire des diagnostiqueurs harmonieux et non une série de maîtres du pouls mystiques, qui seront souvent en désaccord entre eux.

Comment prendre le pouls

Le pouls doit être pris quand il n'est pas affecté par les activités physiologiques normales. Par conséquent, on le sent mieux quand l'estomac est vide, entre les repas, dans un état de calme et non dans un état d'agitation mentale ou émotionnelle. Après les repas ou lorsque nous avons faim, l'influence du feu digestif affecte la nature du pouls. Après des exercices physiques, le taux du pouls change également avec l'accélération de la circulation sanguine. La prise de médicaments ou de drogues peut également altérer le pouls.

Il est idéal de laisser le patient se reposer pendant 20 à 30 minutes avant de lui prendre le pouls. Pendant ce temps les autres méthodologies de l'interrogation et de l'observation peuvent être entreprises. Ce repos permet au métabolisme de se calmer et de devenir plus stable. Le matin est considéré comme le meilleur moment pour la prise du pouls, mais toute heure de la journée peut convenir. Il est à retenir que le Dosha qui domine la période de la journée (matin pour Kapha, mi-journée pour Pitta, etc.) influence le pouls par ses qualités.

On utilise trois doigts pour le diagnostic du pouls. L'index est placé à la base du poignet et les deux autres doigts sont placés près de lui. Le poignet doit être légèrement fléchi.

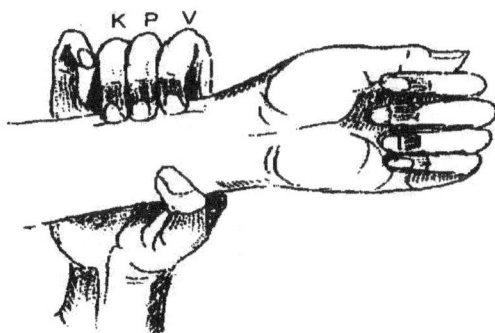

D'abord il est nécessaire de soutenir le poignet de la personne, le thérapeute portant tout le poids du bras du patient. La meilleure position du poignet est de rester au niveau du cœur du patient. Si le patient pose son coude sur une table par exemple, c'est une position adaptée le soutenant. Si le bras du patient n'est pas soutenu ses muscles devront porter la charge, interrompant une partie du flux sanguin, et par conséquent cela modifie la lecture du pouls.

Dans la méthode présentée ici, il y a trois niveaux de pouls. Classiquement, le thérapeute commence par trouver le pouls à un niveau superficiel et graduellement augmente la pression vers le niveau intermédiaire et le niveau profond du pouls. Pratiquement, il est difficile de trouver le niveau intermédiaire sans établir d'abord le niveau le plus haut (superficiel) et le plus bas (profond). Il est donc préférable de trouver d'abord le pouls au niveau superficiel et puis d'augmenter la pression jusqu'à ce que le pouls s'arrête – puis relâcher très légèrement la pression jusqu'à ce que le pouls revienne – c'est à ce niveau que se trouve le niveau profond du pouls. À mi-chemin entre ce niveau et le niveau superficiel se trouve le niveau intermédiaire.

Classiquement dans le diagnostic du pouls, le processus

d'exercer une pression est répété trois fois. En pratique le pouls est pris une fois à chaque niveau puis ensuite les zones problématiques sont visées. Cela signifie qu'on prend d'abord un aperçu général du pouls à chacun des trois niveaux, et selon les problèmes, on se concentre sur une ou plusieurs zones du pouls. S'il n'y a pas de déséquilibre des Doshas, alors la méthode classique de prise du pouls aux trois niveaux peut être appliquée trois fois lentement pour comprendre la Prakriti de la personne.

En Ayurvéda la tradition affirme que pour les hommes on doit prendre d'abord le pouls droit puis le pouls gauche. Pour les femmes le pouls gauche doit être pris d'abord, puis le droit. Les deux pouls doivent être pris chez toutes les personnes. Dans la perspective ayurvédique, le corps a une énergie prédominante du côté droit ou gauche selon les mouvements entre Pingala et Ida ou les Nadis solaire (masculin) et lunaire (féminin). Le pouls reflète cette prédominance de côté droit et côté gauche. Le pouls de la main droite reflète davantage la condition des Dhatus / Srotas / organes du côté droit du corps et le Nadi Pingala. Le pouls de la main gauche reflète davantage la condition des Dhatus / Srotas / organes du côté gauche du corps et le Nadi Ida.

Il est important de noter que dans le diagnostic ayurvédique du pouls le thérapeute ne prend pas les mouvements du sang comme indicateur du pouls, mais il utilise plutôt le mouvement du Vata Dosha. Comme le Vata Dosha est responsable du mouvement et de la coordination de Pitta et Kapha à la fois, le diagnostic du pouls est basé sur l'observation du mouvement de Vata, ou plus spécifiquement de la façon dont Vata déplace le sang sous les doigts dans le pouls radial. Ceci exige du thérapeute une approche plus méditative que celle du praticien moderne qui sent juste le nombre de pulsations cardiaques par minute.

Explication de la position des doigts et des niveaux de pression

Les différentes méthodes de prise de pouls sont plus liées à l'interprétation des doigts et des niveaux de pression, ou même au nombre de niveaux qu'à la méthode elle-même. La méthodologie fondamentale du placement des doigts, et la relation entre les Doshas et les trois doigts, sont communes à 98% dans les diagnostics ayurvédiques par les pouls. Le facteur qui change de façon radicale dans les systèmes de prise de pouls différents est le nombre de niveaux et leur interprétation. En Inde, au moins 85% des médecins ayurvédiques emploient un système de pouls à deux niveaux qui est facile à apprendre et fonctionne bien en général.

La méthode qu'Atreya a apprise en Inde est plus précise, donne de très bons résultats cliniques et correspond parfaitement à l'anatomie et à la physiologie ayurvédiques. Dans les dix dernières années plusieurs personnes ont introduit un système de diagnostic par le pouls à sept niveaux. Il est utile d'être conscient que ce système ne fonctionne pas du point de vue clinique dans la mesure ou il n'est pas basé sur l'anatomie et la physiologie ayurvédiques. Il existe un système tibétain de prise de pouls à sept niveaux mais qui ne suit pas l'anatomie et la logique ayurvédiques. De même, certaines personnes emploient un système de prise de pouls chinois avec l'Ayurvéda, qui ne marche pas non plus cliniquement parce que la médecine traditionnelle chinoise a un système et une logique différents.

1. Trois doigts et trois niveaux de pouls signifient des choses différentes.
2. La position des doigts indique le fonctionnement des Doshas.
3. La pression des doigts indique l'anatomie physique et les chemins de la maladie.

Soulignons que l'Ayurvéda est basé sur son propre système d'anatomie et de physiologie et donc toutes les méthodes de diagnostic doivent suivre les mêmes idées et la même logique. Par conséquent en Ayurvéda, l'accent est mis sur les Doshas, les Dhatus (y compris les Srotas) et Malas. C'est la vision classique de la physiologie ayurvédique. Les organes et les glandes sont considérés comme des parties des Dhatus en ce qui concerne l'anatomie, et comme appartenant aux Doshas en ce qui concerne leur fonction. Les systèmes des Srotas (Srotamsi) fournissent le chemin physique nécessaire aux Doshas pour mener à bien leur fonction et pour évacuer Mala et les déchets. Les Malas sont des déchets créés par le fonctionnement correct des Doshas avec l'aide d'Agni. Mala peut être important (les trois Malas principaux) ou faible (le Mala produit par le métabolisme des Dhatus) et son accumulation dans le corps (Srotamsi) modifie le pouls et entraîne la maladie. Les systèmes de prise du pouls qui emploient les organes ne sont pas ayurvédiques mais proviennent de la médecine chinoise.

Selon le schéma ci-dessous, les doigts montrent les fonctions des Doshas qui sont en relations avec le doigt approprié. Ainsi, les fonctions de Vata sont ressenties sous l'index, les fonctions de Pitta sous le majeur et les fonctions de Kapha sous l'annulaire.

Dans ce schéma, la pression des doigts est divisée en trois principaux niveaux. Chacun de ces niveaux représente un des chemins de la maladie et les Srotas ou Dhatus en relation avec eux. Par conséquent, une pression superficielle permet de trouver Anna Vaha Srota ou Maha Vaha Srota, aussi appelé tube du système digestif depuis la bouche jusqu'à l'anus. Par une pression moyenne, on trouve les Dhatus alimentés en premier par le système digestif, et par une pression profonde on trouve les cinq Dhatus les plus profonds et les "organes vitaux" de l'Ayurvéda.

Afin de pouvoir prendre le pouls et de le comprendre, une bonne compréhension des bases de l'anatomie ayurvédique est nécessaire, ainsi que la mémorisation des fonctions et attributs des Doshas. Sur la base de ces deux conditions sine qua non, l'art de la lecture du pouls consiste à pouvoir combiner le placement des doigts avec n'importe lequel des trois niveaux, afin d'en tirer une conclusion.

Fonctionnement de Vata	Fonctionnement de Pitta	Fonctionnement de Kapha	Pression
Antara Marga (Système Digestif)			**L é g è r e**
Bahya Marga (Rasa & Rakta Dhatus)			**M o y e n n e**
Madhyama Marga (Mamsa, Meda, Ashti, Majja, et Shukra Dhatus & organes vitaux)			**F o r t e**
Zone de l'Index	Zone du Majeur	Zone de l'Annulaire	

Qu'est-ce qu'un pouls sain ?

Fondamentalement, un pouls sain indique la Prakriti de la personne, parce que la Prakriti est un état de santé et de bien-être. Dans la prise du pouls, la santé est indiquée par la cohérence sentie lors des neuf placements possibles des doigts avec la main gauche ou la main droite. On emploie trois doigts et il existe trois niveaux de pouls dans ce système, ce qui donne neuf emplacements pour obtenir des données. La santé est un reflet de l'équilibre des Doshas et de leur harmonie. Dans le pouls cela se traduit par des qualités similaires dans les neuf positions. Plus ces neuf positions sont proches les unes des autres du point de vue des attributs et des qualités, plus cela montre un état de bonne santé.

Il est à noter qu'une différence entre le bras gauche et le bras droit est normale. La santé n'est pas une comparaison des pouls droit et gauche. Ce qui est nécessaire c'est la comparaison des données recueillies dans les neuf emplacements de doigts sur chaque main et en relation les uns avec les autres.

Qu'est-ce qu'un pouls en mauvaise santé ?

Un pouls en mauvaise santé indique fondamentalement un état anormal ou état de Vikriti. Ce genre de pouls est aussi varié qu'il y a d'étoiles dans le ciel – des variations illimitées de pouls Vikriti sont possibles. Le constater est assez simple. Plus il y a de qualités ou attributs différents dans les neuf positions plus cela indique une aggravation des Doshas.

Ce que nous recherchons spécifiquement est la différence des attributs du pouls sous le même doigt à différents niveaux. Comme chaque doigt représente des fonctions différentes des Doshas, il est assez normal de percevoir des différences entre l'index, le majeur et l'annulaire. Plus cette différence est accentuée par qualités de base (mince / épais ou rapide / lent) plus cela indique un état de Vikriti.

Les points importants dans le diagnostic par le pouls

Les principales indications que nous recherchons dans le diagnostic par le pouls sont les signes d'augmentation et d'aggravation des Doshas – ceux-ci se manifestent par une augmentation ou une aggravation de leurs attributs principaux. Les leçons sur la pathologie montrent que toutes les maladies sont dues à une augmentation des Doshas qui mène à des états déséquilibrés. Quand les Doshas sont aggravés, ils commencent à entraîner des maladies. Par conséquent, ce que nous recherchons dans le diagnostic par le pouls sont les signes d'augmentation ou d'aggravation. Toutes les indications suivantes doivent être considérées sous cet angle.

1. Qualité du pouls d'après les 20 Gunas
2. Régularité ou rythme du pouls
3. Emplacement du pouls par doigt
4. Niveau du pouls par pression
5. Puissance du pouls ou Bala
6. Présence d'Ama dans le pouls

1. La Qualité du pouls d'après les 20 Gunas

La méthode de prise de pouls de loin la plus traditionnelle en Ayurvéda consiste à employer les vingt attributs ou Gunas. Comme nous l'avons expliqué dans la section sur l'anatomie et la physiologie, chaque Dosha manifeste ses propres qualités uniques. La traduction de ces qualités dans la lecture du pouls exige bien de la pratique, mais cela vaut vraiment la peine de faire cet effort.

Il est de la plus haute importance d'utiliser les Gunas ou attributs pour juger le pouls. La principale raison en est que les Doshas sont souvent mélangés les uns aux autres, surtout dans les problèmes chroniques. Par conséquent, s'il n'utilise pas les attributs, le thérapeute peut facilement être désorienté et porter un jugement erroné sur le pouls. Par exemple si un pouls a les attributs léger, rapide, sec, froid, il peut facilement affirmer que c'est un pouls à dominante Vata. Mais si le pouls a les attributs léger, rapide sec et chaud, cela indique que des attributs Vata sont principalement présents (léger, rapide, sec) associé avec l'attribut dominant de Pitta - le chaud - et avec quelques qualités de léger. Si les attributs sont correctement évalués, ce pouls indique un mélange des Doshas Vata et Pitta.

Les étudiants qui commencent le diagnostic par le pouls apprennent que le comportement de Vata, Pitta et Kapha sont comparables à un animal (ou autre), et ils essaient souvent de plaquer cette idée sur le pouls du patient. Le problème principal de cette méthode est qu'elle ne marche que si les Doshas sont seuls et non pas mélangés avec l'un des deux autres ou avec Mala ou Ama. Donc, pour le travail clinique il est impératif que les vingt Gunas soient analysés pour chaque lecture de pouls.

Liste des Gunas les plus applicables pour lire les données par le pouls :

Classique	Sanskrit	Appliqué au pouls
1. Froid/Chaud	Shita/Ushna	Froid/Chaud
2. Humide/Sec	Snigdha/Ruksha	Huile/Eau
3. Lourd/Léger	Guru/Laghu	Épais/Mince
4. Dense/Fluide	Sandra/Drava	Dense/Fluide
5. Statique/Mobile	Sthira/Chala	Lent/Vif
6. Émoussé/Tranchant	Manda/Tikshna	Émoussé/Animé
7. Mou/Dur	Mridu/Kathina	Mou/Dur

Ces sept paires sont les plus utiles pour interpréter le pouls. Il y a une différence de terminologie pour certaines paires pour l'application des Gunas au pouls. D'autres attributs sont aussi utiles :

Plein/Vide ou Purna/Rikta

Ces Gunas sont liés au canal ou Nadi lui-même et à la quantité de fluide dans le canal au moment du diagnostic par le pouls.

La liste suivante permet de retenir l'attribut principal des Doshas pour le diagnostic par le pouls :

- Vata est sec (Ruksha), léger (Laghu), froid (Shita) et mobile (Chala).
- Pitta est un peu huileux (Sasneha), tranchant (Tikshna), chaud (Ushna), léger (Laghu), diffusant (Sara) et liquide (Drava).
- Kapha est huileux (Snigdha), froid (Shita), lourd (Guru), émoussé (Manda) et doux (Mridu).

2. Régularité ou Rythme du pouls

Le Guna Chala (mouvement) peut se manifester comme un mouvement soit régulier soit irrégulier, selon l'état du Dosha Vata. Quand Vata est dans un état équilibré il a un mouvement régulier. Quand Vata augmente son mouvement devient irrégulier ou erratique.

3. Emplacement du Pouls par Doigt

Sous chaque doigt on peut trouver les fonctions d'un Dosha. Voici la liste des fonctions principales de chaque Dosha :

Fonctions Vata : tout mouvement, évacuation des déchets, entretien et coordination des Dhatus, stabilité mentale, et coordination des autre Doshas.

Fonctions Pitta : transformation des nutriments, entretien de la température du corps, et entretien d'Agni

Fonctions Kapha : cohésion, stabilité, lubrification et force.

(Voir : AS.SU.11)

À travers le diagnostic par le pouls nous recherchons sous chaque doigt le fonctionnement normal ou anormal du Dosha. Le fonctionnement normal signifie un niveau régulier du Dosha, anormal signifie que le niveau du Dosha est augmenté ou aggravé. Cela signifie que sous le doigt de Vata nous trouvons la coordination et l'entretien de tous les Dhatus. Si Vata est à l'origine du problème, on peut sentir une augmentation ou une aggravation des attributs associés à Vata dans cette position. Si l'on sent les attributs principaux de Pitta ou Kapha sous le doigt de Vata cela signifie que ces Doshas se sont déplacés et se manifestent soit au troisième, soit au quatrième niveau (le Débordement – Prasara ou la Délocalisation / Réimplantation-Sthana Samsraya) des Kriyakala (les six étapes de la maladie).

Bien sûr, trouver les attributs d'un Dosha sous le doigt d'un autre Dosha n'est pas bon signe dans le cas de Vikriti Pariksha, selon la définition de la santé – c'est à dire la cohérence pour les neuf placements de doigts. Selon cette définition nous pouvons trouver un pouls Pitta sous n'importe lequel des doigts Vata ou

Kapha, et cela indiquerait la santé (Prakriti) à condition que la majorité des neuf placements indiquent le même type de pouls dans presque tous les neuf placements.

Cela peut sembler plus difficile que ce ne l'est en réalité pour les novices. Avec de la pratique il devient apparent que les attributs varient plutôt ou qu'ils ont tendance à être plus ou moins les mêmes à tous les emplacements des doigts. Plus ils sont similaires plus cela indique Prakriti, plus ils sont différents, plus cela indique Vikriti. En ce qui concerne les fonctions sous un doigt spécifique, les mêmes règles de base s'appliquent. La santé est indiquée par des attributs constants, la maladie par des attributs variés.

4. Niveau du pouls par pression

Le thérapeute recherche la régularité ou la cohérence entre les différents niveaux, exactement comme avec le placement des doigts. Chaque niveau représente soit le Srota physique soit le Dhatu dans le corps, comme dans le cas de la santé ou Prakriti. Chaque niveau peut indiquer aussi le chemin de la maladie qui est affecté dans un état de Vikriti.

Au niveau superficiel de pression se trouve Antara Marga ou le système digestif. Cela signifie que sous le doigt de Vata le thérapeute devrait trouver la partie du système digestif reliée à Vata (côlon) et au fonctionnement du sous-Dosha dans ce lieu, dans ce cas Apana Vayu. Sous le doigt de Pitta, le thérapeute devrait trouver la partie du système digestif qui est reliée aux fonctions Pitta comme l'intestin grêle et Agni. Le sous-dosha dominant dans cette zone est Pachaka Pitta. Pour les fonctions Kapha, nous devons trouver la domination de Kledaka Kapha et le Srota qui va de la bouche et à l'estomac, lu au niveau superficiel de pression.

Au niveau moyen de pression se trouve Bahya Marga, ou les Dhatus Rasa et Rakta. Ce niveau de pouls reçoit les nutriments et Mala ou Ama depuis le premier niveau, ou système digestif. Par conséquent sous le doigt de Vata, le thérapeute devrait trouver la capacité de mouvement de Vata, qui se manifeste comme le pouvoir de mouvoir à la fois le Dhatu Rasa et le Dhatu Rakta. Sous le doigt de Pitta au niveau intermédiaire devrait se trouver le Dhatu Rakta, principal domaine de Pitta, ainsi que les glandes (le foie, la thyroïde), et les organes (coeur, rate) associés à ce Dhatu. Sous le doigt de Kapha, au niveau intermédiaire de pression, doivent se trouver à la fois le Dhatu Rasa et le Dhatu Rakta, montrant le domaine principal de Kapha constitué du Dhatu Rasa et du plasma en général. Ici on pourra normalement observer les organes formés ou entretenus par le Dhatu Rasa comme les poumons.

Au niveau profond de pression se trouve Madhyama Marga ou les Dhatus Mamsa, Meda, Ashti, Majja, Shukkra, et également les organes vitaux ayurvédiques. Les organes vitaux pour l'Ayurvéda sont les Marmas de la tête et du cou, l'anus, le cœur, la vessie, la région ombilicale, ou le Marma Nabhi (Sushruta, Sharirasthana, Ch. 6, Sutra 9). Tous ces organes vitaux de l'Ayurvéda sont composés des Dhatus Mamsa, Ashti ou Majja, et s'ils sont endommagés cela provoque une mort immédiate. Les trois principaux points vitaux sont les zones du cœur, de l'ombilic et la de la vessie.

Au niveau profond du pouls se trouvent les fonctions de Vata sous l'index, qui nous montrent les fonctions d'entretien et de coordination de Vata pour les tissus plus profonds. Sous les fonctions de Pitta se trouvent les aspects de transformation et de chaleur de Pitta dans les Dhatus plus profonds. Le Dosha Kapha fournit la structure et l'entretien principaux du corps et au niveau le plus profond, cette qualité qui se manifeste.

5. Puissance du Pouls ou Bala

La force générale d'une personne ou Bala peut être connue par le pouls. C'est une considération très importante dans le diagnostic par le pouls dans la mesure où cela indique si le patient a assez de force pour envisager un traitement. C'est peut-être la chose la plus facile à estimer chez un patient. Si le pouls a de la puissance ou de la force, le Bala est bon. Si le patient est fatigué ou en convalescence d'un longue maladie son pouls aura tendance à être faible, difficile à trouver et lent.

6. Présence d'Ama dans le Pouls

Ama entraîne de la fatigue et une sensation subjective de léthargie chez le patient. Le pouls a des attributs lourds et lents. Ama a de nombreuses qualités similaires à celle de Kapha et peut donner de nombreuses indications identiques. La principale différence entre Ama et Kapha dans le pouls est que Ama doit toujours être associé avec un Dosha pour se déplacer dans le corps, alors que Kapha peut être seul.

Les principaux attributs d'Ama sont : lourd, frais, statique, gras. Quand ils se manifestent avec un Dosha, le thérapeute sentira les attributs normaux de ce Dosha, plus les attributs d'Ama. Ceci a pour résultat une condition de sa+ama (Sâma) dans le corps.

La principale indication d'Ama dans le pouls est le manque total de battement du pouls sous le doigt. Le pouls peut être bloqué pour trois raisons : Dosha, Mala, Ama. Dans les applications pratiques, Ama est toujours mélangé avec un Dosha parce qu'il ne peut être seul. Mala crée toujours une situation dans laquelle le flux dans les Srotas est changé, ce qui affecte les Doshas et les Dhatus. Ceci entraîne la formation d'Ama. Donc, avec le temps, l'accumulation de Mala mène au développement d'Ama. Il serait logique de supposer qu'un pouls aux attributs de lourd, froid, statique, et gras, indique plutôt Mala ou Ama mélangé avec l'un des Doshas. Dans le cas d'une absence de pouls, on peut logiquement supposer que le Dosha est seul s'il n'y a pas d'autre indication dans le corps (fatigue, couche sur la langue, etc.) Cependant, s'il y a une indication d'Ama dans le corps il est probable que cette absence est due plutôt à Ama qu'à Mala. Cette supposition concerne plus un patient de nature à attendre que les symptômes soit forts avant de consulter, qu'un patient qui vient à la moindre modification du métabolisme des Doshas.

Donc, si le thérapeute ne sent le pouls à aucun point, cela sera le plus probablement par ordre de vraisemblance à cause :

1. des Doshas (état Nirâma)
2. d'Ama (avec Dosha)
3. de Mala (avec Dosha)

Selon toute vraisemblance, c'est habituellement le Dosha Kapha et les points du pouls qui sont reliés à Kapha qui sont les premiers affectés par les accumulations des Doshas seuls. Ceci signifie qu'il est plutôt courant que les sensations des positions des doigts sous l'annulaire sont souvent faibles ou absentes. Ceci provient de la nature congestive de Kapha. Si le pouls manque sous l'un des doigts Pitta ou Vata, cela indique plus vraisemblablement des conditions de Sama Vata ou Sama Pitta.

Ces situations où l'une ou plusieurs des positions de doigts sont vides d'information sont plutôt courantes, et la plupart du temps, elles indiquent une présence d'Ama dans le système à ce niveau de l'anatomie, elles indiquent aussi quel Dosha est mélangé avec les attributs dominants. Le principal indicateur pour savoir quel Dosha est mélangé avec Ama, ce sont les attributs ou Gunas, et pas la position des doigts.

Enfin il est utile de garder à l'esprit que toutes les règles peuvent être enfreintes, et que pour déterminer la présence d'Ama par le pouls il est plus important de trouver d'autres signes d'Ama dans le corps qui confirment la manifestation d'Ama dans le pouls.

Vaidya Atreya Smith

Indications possibles des sous-doshas dans le pouls

Bras Gauche

	Vata	Pitta	Kapha
Antara Marga (Système digestif)	Apana Vayu Samana Vayu	Pachaka Pitta	Kledaka Kapha Bodhaka Kapha
Bahya Marga (Dhatus Rasa & Rakta)	Vyana Vayu Circulation Rasa Circulation Rakta Samana Vayu	Ranjaka Pitta Brajaka Pitta	Avalambaka Kapha Bodhaka Kapha Sleshaka Kapha
Madhyama Marga (Mamsa, Meda, Ashti, Majja, Shukra Dhatus & organes vitaux)	Prana vayu Udana vayu	Alochaka Pitta Sadaka Pitta	Tarpaka Kapha
	Index	Majeur	Annulaire

Indications possibles des sous-doshas dans le pouls

Bras Droit

	Vata	**Pitta**	**Kapha**
Antara Marga (Système digestif)	Apana Vayu	Pachaka Pitta	Kledaka Kapha Bodhaka Kapha
Bahya Marga (Dhatus Rasa & Rakta)	Vyana Vayu Circulation Rasa Circulation Rakta Samana Vayu	Ranjaka Pitta Brajaka Pitta	Avalambaka Kapha Bodhaka Kapha Sleshaka Kapha
Madhyama Marga (Mamsa, Meda, Ashti, Majja, Shukra Dhatus & organes vitaux)	Prana Vayu Udana Vayu	Alochaka Pitta Sadaka Pitta	Tarpaka Kapha
	Index	Majeur	Annulaire

Indications possibles concernant les organes, glandes et actions dans le pouls

Bras Gauche

	Vata	Pitta	Kapha
Antara Marga (Système digestif)	Fonction de l'estomac Fonction de l'intestin grêle	Digestion de l'estomac Digestion de l'intestin grêle	Lubrification des sinus, Lubrification de la bouche Lubrification de l'estomac Lubrification de l'intestin grêle
Bahya Marga (Dhatus Rasa & Rakta)	Fonction des poumons	Rate Production d'hémoglobine	Poumons Cœur Lubrification générale
Madhyama Marga (Mamsa, Meda, Ashti, Majja, Shukra Dhatus & organes vitaux)	Coordination des Dhatus	Utérus Digestion des Dhatus	Ovaires / Testicules Rein gauche Glande surrénale gauche
	Index	Majeur	Annulaire

Indications possibles concernant les organes, glandes et actions dans le pouls

Bras Droit

	Vata	Pitta	Kapha
Antara Marga (Système digestif)	Fonction du côlon	Intestin grêle	Estomac
Bahya Marga (Dhatus Rasa & Rakta)	Fonction des poumons	Vésicule biliaire Foie	Poumons Pancréas
Madhyama Marga (Mamsa, Meda, Ashti, Majja, Shukra Dhatus & organes vitaux)	Fonction endocrine Coordination des Dhatus	Thyroïde Digestion des Dhatus	Vessie Rein droit Glande surrénale droite
	Index	Majeur	Annulaire

Indications possibles des Srotas dans le pouls

Bras gauche

	Vata	**Pitta**	**Kapha**
Antara Marga (Système digestif)	Annavahasrota	Annavahasrota	Annavahasrota
Bahya Marga (Dhatus Rasa & Rakta)	Pranavahasrota Rasavahasrota Raktavahasrota	Raktavahasrota Artavavahasrota	Rasavahasrota Ambhuvahasrota Artavavahasrota
Madhyama Marga (Mamsa, Meda, Ashti, Majja, Shukra Dhatus & organes vitaux)	Manovahasrota Pranavahasrota Dhatu Srotamsi	Dhatu Srotamsi	Dhatu Srotamsi
	Index	Majeur	Annulaire

Indications possibles des Srotas dans le pouls

Bras Droit

	Vata	Pitta	Kapha
Antara Marga (Système digestif)	Annavahasrota Purishavahasrota	Annavahasrota	Annavahasrota
Bahya Marga (Dhatus Rasa & Rakta)	Pranavahasrota	Raktavahasrota	Rasavahasrota Ambhuvahasrota
Madhyama Marga (Mamsa, Meda, Ashti, Majja, Shukra Dhatus & organes vitaux)	Dhatu Srotamsi	Dhatu Srotamsi	Mutravahasrota Dhatu Srotamsi
	Index	Majeur	Annulaire

Synthèse

Si l'on emploie un format en tableau, comme les trois ci-dessus, ils ne doivent pas être considérés comme la seule vérité. Ils sont seulement indicatifs. La façon la plus précise de prendre le pouls est de savoir que la fonction de tout Dosha a un rôle dans n'importe quel point du corps. Ainsi, en théorie, il est possible de sentir les attributs de la pulsation de tout Dosha en tout point, si, *et seulement si*, ce Dosha est en train de fonctionner dans ce point à ce moment précis.

Le facteur le plus important dans la prise de pouls est de savoir que tout Dosha est responsable de ses propres fonctions qui permettent au corps de fonctionner. Chaque placement de doigt montre la fonction de chaque Dosha en général et chaque niveau du pouls montre comment ils fonctionnent d'une façon spécifique.

Il est également important de comprendre la différence entre la relation d'un Dosha dans les tableaux ci-dessus, considérée comme *fonction à l'intérieur* d'un Dhatu, Srota, organe ou glande, et le *soutien et l'entretien* d'un Dhatu, Srota, organe ou glande. Par exemple, il est possible de relier le Dhatu Majja à Kapha, en tant que contrôleur du soutien et de l'entretien, et au Dosha Vata en tant qu'utilisateur du Dhatu Majja et Majjavahasrota. Les poumons peuvent aussi être considérés de cette façon car Vata les utilise alors que Kapha les soutient et les lubrifie. Ainsi les poumons (Dhatu Rasa) se trouvent à la fois sous les doigts de Vata et de Kapha parce que les deux ont des fonctions dans ce Dhatu/organe.

En conclusion, la meilleure façon d'apprendre les caractéristiques de tout déséquilibre est de prendre le pouls de la personne lorsqu'elle est malade. Par exemple, prendre le pouls de dix personnes souffrant de bronchite permet de comprendre les caractéristiques de cette maladie pour tous les types de Prakriti. Si l'on pouvait prendre le pouls de 100 à 1000 personnes souffrant de bronchite, on pourrait ensuite identifier chez tout patient toutes les différentes formes de bronchite. La prise de pouls est comme cet exemple – elle est plus liée à la pratique qu'à n'importe quelle connaissance particulière. Cela se vérifie pour tout type de problème, telles les douleurs prémenstruelles, la diverticulite, la constipation ou toute autre sorte de maux. Donc, en conclusion, le plus important à se rappeler sur le diagnostic par le pouls est qu'il est nécessaire de le pratiquer.

L'établissement d'un journal du pouls

Commencez par prendre le pouls d'autant de personnes que vous pourrez. Analysez-les selon les qualités et essayez de les faire correspondre à la constitution de l'individu comme il est indiqué dans tous les outils de diagnostic. Observez également le pouls dans les états de maladie en le comparant aux états normaux et notez les différences que vous remarquez lorsque les facteurs de maladie opèrent. Essayez d'analyser le pouls des autres personnes dans différentes conditions comme il vous a été demandé de le faire avec votre propre pouls. Notez qu'il n'est pas seulement important de prendre autant de pouls que possible, mais qu'il est également important de prendre le même pouls dans autant de conditions différentes que possible.

Journal du pouls – bras gauche

	Vata	Pitta	Kapha
Niveau Superficiel			
Niveau Moyen			
Niveau Profond			

Journal du pouls – bras droit

	Vata	Pitta	Kapha
Niveau Superficiel			
Niveau Moyen			
Niveau Profond			

Chapitre 10 – Questions d'étude

Examinez votre propre pouls dans différentes conditions. Prenez-le le matin tout de suite après le lever, dans la journée avant et après les repas de midi et au coucher. Prenez-le après diverses activités telles que la méditation, les exercices physiques, après avoir marché, couru, consommé différentes sortes d'aliments et jeûné. Remarquez comment les émotions, telles que la colère, la peur et le désir affectent le pouls. Essayez de noter tout changement mensuel, annuel ou saisonnier dans un journal du pouls.

1. Comment les Doshas sont-ils liés à la qualité du pouls ?

2. Comment les Doshas sont-ils liés à l'emplacement du pouls ?

3. Comment le pouls diffère-t-il du côté droit par rapport au côté gauche ?

4. Quelle est l'utilité du diagnostic du pouls ?

5. Quels sont les signes de la présence d'Ama dans le pouls ?

6. Pourquoi employer les attributs pour identifier le pouls plutôt que les Doshas ?

7. Quel est le facteur le plus important dans l'apprentissage du diagnostic par le pouls ?

Appendice

Glossaire

Termes Sanskrits

Bien que certains considèrent que les termes sanskrits sont souvent difficiles à mémoriser ou à prononcer, nous devons nous rappeler qu'il n'existe pas toujours en français d'équivalents adéquats. Étant donné que le sanskrit est une langue basée rigoureusement sur l'étymologie, nous sommes à même de comprendre davantage la signification de ces termes lorsque nous examinons la racine dont ils découlent. Même l'étude de la médecine chinoise implique l'apprentissage d'un nombre similaire de termes chinois ou de termes latins pour la médecine occidentale.

Ceux-ci sont les principaux termes ayurvédiques pour le glossaire du cours dont seuls les termes les plus communément utilisés doivent être connus par l'étudiant.

Abhimana : vanité
Abhinivesha : attachement à la vie
Adhyavasaya : détermination, constatation
Agni : feu ; feu digestif
Ahamkara : je ; ego

Ahimsa : non-violence
Alochaka Pitta : forme de Pitta qui régit la vision
Ama : nourriture non digérée
Amla : goût acide
Ananda : extase ; béatitude
Anna : nourriture
Antahkarana : organe interne (l'esprit)
Antar Marga : chemin de la maladie interne (appareil digestif)
Anu : atome
Anutva : atomique
Apana : mouvement descendant des cinq vayus
Arogya : santé
Artava : fluide menstruel
Artha : but pour parvenir à la richesse ou les possessions
Asana : postures de Yoga
Asmita : égoïsme
Asthi : os
Atman : le Soi Véritable ou la conscience pure
Aushada : plante médicinale, médicament
Avalambaka Kapha : forme de Kapha dans la poitrine
Avaleha : gelée de plantes médicinales
Avidya : ignorance
Ayurvéda : la science de la vie (complément des Védas ou
Vedanga)

Basti : thérapie de lavement ; vessie
Bahya Marga : chemin extérieur des maladies (plasma, etc.)
Bhagavad Gita : enseignement de Krishna
Bhakti Yoga : Yoga de la dévotion
Bhasma : cendre ou préparation d'oxyde, de minéraux ou de
métaux
Bhishaka : médecin ayurvédique
Bhrajaka Pitta : forme de Pitta qui régit le teint
Bhuta : élément
Bhutagni : feu digestif qui digère les Bhutas
Bodhaka Kapha : forme de Kapha qui confère le sens du goût

Brahma : créateur cosmique
Brahmacharya : contrôle de l'énergie sexuelle
Brahman : réalité spirituelle, l'Absolu
Brahmana : un Brahman ou personne possédant des valeurs spirituelles
Brimhana : thérapie pour tonifier
Buddhi : intelligence, principe de discernement ou de raisonnement

Chakra : centres d'énergie subtile
Chala : mobile, instable, agité
Chikitsa : traitement, thérapie (dispenser des soins)
Chit : conscience
Chitta : esprit inconscient, l'esprit en général

Darshana : voir, percevoir ; observation
Dhanvantari : Dieu de la médecine et de la guérison
Dharana : concentration de Buddhi vers l'intérieur, attention
Dharma : but vers le pouvoir ou le prestige, loi de sa propre nature
Dhatu : tissus du corps, au nombre de sept au total
Dhyana : état « d'êtreté », méditation
Dvesha : répulsion

Ganesh : Dieu de la sagesse, sciences, mathématiques et compétences
Gati : mouvement, qualité du pouls
Gunas : attributs, qualités principales de la nature
Guru : enseignant, en tant que qualité : lourd

Hatha Yoga : Yoga du corps physique, discipline psychologique et purification

Jiva : Âme individuelle
Jnana Yoga : Yoga de la connaissance
Jnanendriya : organe de sens

Jyotish : astrologie védique

Kala : membrane de nutrition pour les tissus
Kali : Déesse de la destruction
Kama : désir
Kapha : Dosha d'eau et de terre
Karma : action
Karma Yoga : Yoga de service
Karmendriya : organe moteur
Kashaya : goût astringent
Katu : goût piquant, épicé
Kaya Kalpa : rajeunissement, régénérescence du corps
Kledaka Kapha : forme de Kapha qui gouverne la digestion
Kosha : enveloppe
Kshatriya : personne possédant des valeurs politiques

Laghu : léger
Lakshmi : Déesse de la dévotion et de la prospérité
Langhana : thérapie pour alléger
Laya Yoga : Yoga qui fusionne dans le courant des sons

Madhyama Marga : chemin central des maladies (dans les tissus profonds)
Majja : moelle des os et des tissus nerveux
Mala : déchets du corps
Mamsa : muscle
Manas : mental quotidien, esprit en tant que principe de pensée
Manasa : qui se rapporte à l'esprit, psychologique
Mantra : sons sacrés
Mantra Yoga : Yoga qui pratique les sons sacrés
Marga : chemin
Marma : points vitaux du corps
Maya : illusion cosmique
Meda : graisse
Mutra : urine (Mala)

Nadi : nom ayurvédique du pouls ; canaux
Nasya : thérapies par administration nasale
Nirama : condition sans Âma
Niyama : la purification extérieure, la conscience de l'action

Ojas : principale réserve d'énergie du corps et de l'esprit
Oshadhi : plante

Pachaka Pitta : forme de Pitta qui régit la digestion
Pancha Karma : cinq actions nettoyantes : le vomissement, les purges, les lavements, la saignée et les médications nasales
Pariksha : examen, diagnostic
Phala : fruit
Pitta : Dosha du feu et l'eau
Prabhava : action spécifique de nourriture et plantes
Prajnaparadha : échec de sagesse ou d'intelligence
Prakriti : Nature Première, état naturel, constitution
Prana :   1. Force vitale ou souffle en général,
          2. mouvement vers l'intérieur des cinq vayus
Prashna : interrogation
Pranayama : contrôle de la respiration
Pratyahara : contrôle des sens et de l'esprit
Prasad : offrandes purifiées offertes après un rituel, en général des sucreries
Prash : gelée à base de plantes médicinales
Purisha : les fèces (Mala)
Purusha : Esprit Originel ou le Soi

Rajas : principe intermédiaire d'énergie des trois qualités de la nature (Prakriti)
Rajasique : de la nature de Rajas
Rakta : l'hémoglobine
Rakta Moksha : saignée thérapeutique
Ranjaka Pitta : forme de Pitta qui digère le sang
Rasa : 1. plasma, Dhatu 2. goût
Roga : maladie

Sadhaka Pitta : forme de Pitta qui gouverne le cerveau
Sama : condition des Doshas avec des résultats d'indigestion
Samadhi : ré-identification avec le Soi
Samana : forme équilibrante des cinq vayus
Samkalpa : conception, volonté, motivation, intention
Samkhya : système indien qui énumère les principaux principes cosmiques
Sarasvati : Déesse de la sagesse et des arts
Sat : être, réalité
Sattva : le principe d'harmonie le plus élevé des trois qualités de la nature (Prakriti)
Sattvique : qui a la nature de Sattva
Satya : vérité
Shakti : énergie de la conscience pure
Shamana : thérapie palliative
Sharira : corps physique
Shiva : être pur ou conscience pure, destructeur cosmique
Shodhana : thérapie de purification
Shudra : personne ayant des valeurs perçues par les sens
Shukra : sperme, fluide reproducteur
Siddhi : pouvoir psychique
Sleshaka Kapha : forme de Kapha qui lubrifie les articulations
Sleshma : autre nom pour Kapha ou mucus
Smriti : mémoire
Snehana : thérapie par les huiles, massages à l'huile
Soma : béatitude ou principe du plaisir à l'origine de l'esprit et des sens, empirique
Sparshana : palpation, examen par le toucher
Srotas : différents systèmes de canaux physiologiques, le pluriel en Sanskrit est Srotamsi
Sutra : axiome utilisé dans l'enseignement védique
Sveda : sueur (Mala)
Svedana : vapeur ou thérapie par la transpiration
Svaha- Swaha : mantra védique pour les offrandes de feu

Tamas : principe d'inertie parmi les trois qualités de la nature (Prakriti)

Tamasique : qui a la nature de Tamas

Tanmatra : les cinq principaux principes sensoriels (l'ouïe, le toucher, la vue, le goût et l'odorat) à l'origine des organes et des éléments

Tantra : vénération du principe féminin cosmique

Tapas : discipline, autodiscipline

Tarpaka Kapha : forme de Kapha qui gouverne le cerveau et les nerfs

Tattva : principe d'évolution cosmique

Tejas : feu mental

Tikta : goût amer

Udana : mouvement ascendant des cinq vayus

Upadhatu : tissus secondaires du corps

Upanishads : anciens textes védiques sacrés de l'Inde

Upaveda : sous-Véda

Vaidya : médecin ayurvédique

Vaishya : personne possédant des valeurs commerciales

Vamana : vomissement thérapeutique

Vata : Dosha de vent (air) et d'éther ; Vayu

Vayu : autre nom pour Vata, vent

Vedanga : branche des Védas

Vedas : livre de la connaissance qui présente la science spirituelle de la conscience

Vedanta : point culminant des Védas dans la philosophie de la réalisation du Soi

Vijnana : intelligence

Vikara : diversification, maladie

Vikriti : état de maladie, ou qui recouvre la nature

Vipaka : effet post digestif

Virechana : thérapie par la purge, toute action puissante de purification

Vishnu : sauveur cosmique

Virya : effet énergétique des plantes médicinales
Viveka : discernement
Vyana : mouvement diffuseur des cinq vayus

Yama : la purification intérieure, la conscience du
conditionnement
Yoga : pratiques psychologiques et physiques qui visent à la
connaissance de Soi ; union

Bibliographie

Ayurvéda / Textes Classiques en anglais :

Astanga Hrdayam, vols; I - III, trans. Murthy, Prof. K.R.
Srikantha, Varanasi, India; Krishnadas Academy, 3rd ed. 1996
  Caraka Samhitā, Dash, Dr. Bhagwan & Sharma, Dr. R.K.,
Varanasi, India; Chowkhamba Series Office, 1992, 7 vols.
  Suśruta Samhitā, vols; I - III, trans. K.K. Bhishagratna,
Varanasi, India; Chaukhamba Sanskrit Pratishthan, 1998- 2002
  Madhava Nidhana, trans. Murthy, Prof. K.R. Srikantha,
Varanasi, India; Chowkhamba Series Office, 2004
  Bhāvaprakāśā, vols; I - II, trans. Murthy, Prof. K.R. Srikantha,
Varanasi, India; Krishnadas Academy, 1998

Ayurvéda / Textes Modernes en français :

Atreya, *Anatomie et Physiologie Ayurvédiques*, Éditions Turiya, 2014

Atreya, *Ayurvéda et Nutrition*, Éditions Turiya, 2011

Atreya, *Dravyaguna pour les Occidentaux*, Éditions Turiya, 2013

Atreya, *La Psychologie de la Transformation en Yoga*, Éditions Turiya, 2002

Atreya, *L'Ayurvéda pour les Femmes*, Éditions Turiya, 2007

Atreya, *Traité de Diététique Ayurvédique*, Éditions Turiya, 2004

Frawley, Dr David, *Yoga et Ayurvéda*, Éditions Turiya, 2002

Frawley, Dr David, *La Santé par L'Ayurvéda*, Éditions Turiya, 2003

Frawley, Dr David, et Dr Vasant Lad. *La Divinité des Plantes*. Editions Turiya, 2004.

Joshi, Dr Sunil V., *Ayurvéda et Panchakarma*, Éditions Turiya, 2009

Lad, Dr Vasant, *Ayurvéda : Science de l'auto-guérison*, Guy Trédaniel éditeur, Paris, 2014

Svoboda, Dr Robert, *Prakriti, Votre Constitution Ayurvédique*, Éditions Turiya, 2005

Pour les livres veuillez contacter :
InnerQuest Tél. 01 42 58 79 82
www.inner-quest.org/Livres_3.htm

Index

89, 90, 92, 93, 94, 95, 96, 97, 98, 99,
100, 101, 104, 106, 107, 108, 109,
110, 111, 113, 114, 115, 116, 117,
118, 119, 120, 121, 122, 123, 124,
125, 126, 127, 128, 131, 137, 138,
140, 141, 147, 151, 157, 160, 162,
163, 164, 165, 166, 167, 168, 169,
170, 171, 173, 175, 180, 181, 182,
184, 188, 189, 191, 193, 194, 195,
197, 198, 199, 200, 202, 204, 207,
208, 210, 211, 213, 214, 215, 216,
217, 218, 219, 220, 221, 222, 223,
224, 225, 226, 228, 229

Kathina 214

L

Laghu 89, 214
léger 5, 15, 31, 36, 40, 96, 111, 113,
171, 193, 203, 206, 213, 214
lent 23, 38, 42, 53, 143, 167, 168, 176,
212, 218
lisse 16
lourd 15, 31, 36, 40, 107, 108, 166,
169, 214, 218
lymphatique 137, 142, 143

M

Majja 134, 135, 177, 180, 182, 211,
217, 220, 221, 222, 223, 224, 225,
226
Majjavaha 138, 144
Majjavahasrota 226
Mala ii, iii, 128, 129, 130, 165, 189,
199, 200, 210, 214, 216, 218, 219
Malas 187, 192, 209
malnutrition 136
Mamsa 134, 135, 176, 179, 181, 211,
217, 220, 221, 222, 223, 224, 225
Mamsavaha 137, 143
Manas 56, 75, 78
Manda 131, 214

Manovaha 140, 146
Manovahasrota 224
Meda 134, 135, 177, 179, 181, 211,
217, 220, 221, 222, 223, 224, 225
médecine traditionnelle chinoise 209
Medovaha 137, 143
minéraux 23
mobile 125, 214
Mridu 214
Mulasthana 108, 125
Mutravaha 139, 145
Mutravahasrota 225

N

Nadi 205, 208, 214
nerfs 27, 138, 180

O

objectif thérapeutique iv
observation ii, iii, 10, 75, 80, 85, 88,
185, 186, 206, 208
occidental iv, 192
Ojas 44, 128, 129, 130, 131, 152, 153,
154, 155, 158, 175
onctueux 83, 106
organe 129, 152, 187, 195, 203, 226
os 6, 8, 15, 23, 27, 134, 138, 144, 152,
175, 177, 179, 182

P

pancréas 13, 142, 182, 197
pénétrant 18, 176, 178, 179
piquant 24
Pitta ii, iv, 2, 3, 5, 7, 8, 9, 10, 12, 13,
14, 15, 16, 17, 18, 19, 20, 21, 22, 23,
24, 25, 26, 27, 28, 29, 30, 31, 32, 33,
34, 41, 42, 44, 49, 50, 53, 55, 62, 66,
69, 73, 74, 75, 82, 83, 85, 86, 87, 88,
89, 90, 91, 93, 94, 95, 96, 97, 98, 99,
100, 101, 104, 107, 108, 109, 110,

À propos de l'auteur

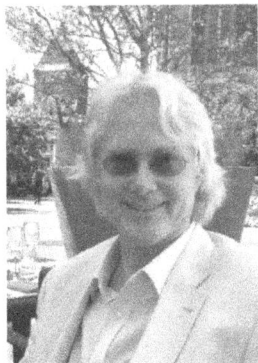

Vaidya Ātreya Smith est né en Californie en 1956. Il s'intéresse dès l'âge de 17 ans à l'étude des Upanishads et du Védanta. Cette passion grandissante le conduit en Inde où il vit de nombreuses années et où il choisit de consacrer sa vie au Védanta. Depuis 1987, il pratique les médecines alternatives dont l'Ayurvéda, continue d'étudier, enseigne et forme des praticiens à travers le monde. Il travaille avec des milliers de patients dans plusieurs pays. Il a obtenu son diplôme de biologie en 2003 et un master en Ayurveda en 2005. Diplômé en Āyurvéda aux Etats-Unis et en Inde, Ātreya enseigne les cours à l'European Institute of Vedic Studies qu'il a fondé en 1998 en Suisse. En 2005, ses professeurs de Vanarasi (Inde) lui ont décerné le titre de *Vaidya* ou docteur, étymologiquement : « celui qui connaît l'Āyurvéda ». Par ses travaux de recherche et d'enseignement, il souhaite permettre au plus grand nombre d'accéder à cette science et à cette pratique, tout en les adaptant au mode de vie occidental d'aujourd'hui. Il est herboriste professionnel et membre de plusieurs organisations réputées dont l'American Herbalist Guild. Expérimenté en Jyotish (astrologie védique), il est membre professionnel à vie de l'American College of Vedic Astrology.

Il est l'auteur de quinze livres sur l'Ayurvéda publiés à travers le monde et traduits en neuf langues. Il a aussi rédigé sept manuels pour les écoles d'Āyurvéda qui sont publiés en quatre langues.

www.atreya.com
www.eivs.org

Vaidya Ātreya Smith offre une formation d'Āyurveda sur trois niveaux ouverte à tous. La première partie du programme est enseignée par Vaidya Ātreya Smith en Suisse. Après avoir terminé cette première partie, les étudiants peuvent suivre le deuxième niveau qui consiste en trois semaines d'études cliniques avec le Dr Sunil V. Joshi en Inde, à Nagpur. Le troisième niveau se concentre sur le Dravyaguna. Pour toute information supplémentaire, consulter le site internet :

www.atreya.com
www.eivs.org

Pour les livres veuillez contacter :
InnerQuest
Tél. 01 42 58 79 82
www.inner-quest.org